恶性肿瘤

靶向·免疫·中医药结合治疗

王居祥 邹 玺 黄 伟 丁 琛 **等编著**

U0380037

东南大学出版社

·南京·

内 容 提 要

随着现代医学的不断发展，肿瘤治疗已迈进"精准医疗"时代，从分子水平检测、大数据分析到用药指导，最终实现精准的个体化治疗。本书系统介绍了近20年来30余种恶性肿瘤疾病的靶向、免疫和中西医治疗进展状况。前四章为肿瘤概论，主要介绍分子靶向治疗的基本概念、常见分子靶点、基因检测、常见药物筛选及使用方法等。第五章各论(含33种常见肿瘤)详细阐述常见肿瘤疾病的重要靶点和相关靶点对应的分子靶向药物、免疫治疗以及中医药在肿瘤靶向、免疫治疗方面增效减毒的作用。

本书为肿瘤专科医师和其他各学科临床医生的参考书，也可成为研究生、实习医生的临床实习参考手册。

图书在版编目(CIP)数据

恶性肿瘤：靶向、免疫、中医药结合治疗/王居祥
等编著. — 南京：东南大学出版社，2022.12
　　ISBN 978 - 7 - 5766 - 0538 - 9

Ⅰ.①恶… Ⅱ.①王… Ⅲ.①肿瘤—中西医结合—诊疗　Ⅳ.①R73

中国版本图书馆 CIP 数据核字(2022)第 247428 号

责任编辑：魏晓平　责任校对：子雪莲　封面设计：顾晓阳　责任印制：周荣虎

恶性肿瘤：靶向·免疫·中医药结合治疗

编　　著：王居祥　邹　玺　黄　伟　丁　琛　等
出版发行：东南大学出版社
社　　址：南京四牌楼 2 号　邮编：210096　电话：025 - 83793330
网　　址：http://www.seupress.com
电子邮件：press@seupress.com
经　　销：全国各地新华书店
印　　刷：苏州市古得堡数码印刷有限公司
开　　本：850mm×1168mm　1/32
印　　张：8.375
字　　数：230 千字
版　　次：2022 年 12 月第 1 版
印　　次：2022 年 12 月第 1 次印刷
书　　号：ISBN 978 - 7 - 5766 - 0538 - 9
定　　价：56.00 元

本社图书若有印装质量问题，请直接与营销部调换。电话(传真)：025 - 83791830

前　言

多年来,随着我国的经济和科学技术迅猛发展,医药科学水平尤其是肿瘤医学得到了很大的提高,但是随着多年生活水平提高,生活方式和生存环境的变化,加之检查手段和诊断水平的进步,某些恶性肿瘤的发病人数及死亡人数在逐年上升。

"癌症的个体化医疗"是 20 年来 ASCO(美国临床肿瘤学会)年会的主题,精确的现代病理诊断、免疫组化,尤其是分子基因检测开展,则更有利于分析预后因素,有利于制定个体化的综合治疗策略。

2011 年 ASCO 年会宣布肿瘤防治进入"基因组时代"。分子靶向治疗是现代肿瘤学的重大进展,癌症科学正处在革命性的变革时期。靶向治疗可以精准杀灭癌细胞,这是一种基于细胞分子水平的治疗手段,使用不同的靶向药物来阻断肿瘤细胞的生长、繁殖的信号传导通路,从而杀死癌细胞。

2013 年,《科学》杂志评出的年度十大科学突破排行榜中,免疫治疗高居榜首,被称之为治疗肿瘤的"第四种疗法"。免疫疗法被誉为治疗癌症的"第三次革命",通过调节患者自身免疫系统功能,凭借人体免疫能力来杀伤癌细胞,在问世之后迅速地受到了广泛的认可。

靶向治疗与免疫治疗已经成为 21 世纪癌症治疗的新模式。美国已有超过 150 种靶向药物用于成人癌症患者的治疗,至 2021 年 8 月 20 日,美国 FDA(食品药品监督管理局)和中国 NMPA(国家药品监督管理局)获批上市的抗癌新药多达 60 余种,为众多癌症治疗打破了治疗僵局，大大提高了患者的生存质量（如肺癌、乳腺癌、黑色素瘤、前列腺癌、肾癌、淋巴瘤及白血病）。

与此同时，中医药对恶性肿瘤的治疗作用也得到了进一步挖掘和论证。近些年来诸多研究已逐步发现中药复方、单体对恶性肿瘤靶向、免疫治疗起到增效、减毒等作用，且对肿瘤免疫微环境的调控具有一定影响，极大地增强了恶性肿瘤治疗的疗效。

《恶性肿瘤：靶向·免疫治疗·中医药结合治疗》书中内容主要参考材料时间截至 2020 年，包括美国 FDA 资料、ASCO 年会、《NCCN 指南》《CSCO 指南》及肿瘤专业学术会议论文、文献报道、循证医学等资料，选用新近开展的热门方案，综述汇编成册。

全书有三个重点：一是介绍目前临床较为常用的分子靶向治疗方案，二是介绍癌症免疫疗法，三是综述了中医药在恶性肿瘤靶向、免疫治疗中的作用。

本书所选用的治疗方案力求先进、简明、有效，内容丰富，更加贴近临床需要，便于临床医生随时查阅。

在本书编写过程中尽管我们作了很大努力，力争将最近、最新的成果汇编于书，但肿瘤分子靶向及免疫治疗研究进展快速，新的药物不断涌现，无法做到尽善尽美，诚请读者指正批评。

编　者

南京中医药大学附属医院

（江苏省中医院）

2022 年 2 月

目　录

概述 ……………………………………………………………… 1

第一章　恶性肿瘤靶向治疗简述 ……………………………… 3

　一、分子靶向药物分类 ………………………………………… 3

　二、如何进行靶向治疗 ………………………………………… 4

　三、如何进行基因组测序 ……………………………………… 5

第二章　恶性肿瘤免疫治疗简述 ……………………………… 9

　一、肿瘤免疫治疗分类 ………………………………………… 9

　二、免疫检查点抑制剂 ……………………………………… 10

　三、细胞免疫治疗 …………………………………………… 14

　四、肿瘤疫苗 ………………………………………………… 21

　五、溶瘤病毒 ………………………………………………… 23

第三章　分子靶向治疗与中医药抗肿瘤 …………………… 26

　一、中药多靶点效应 ………………………………………… 26

　二、中药靶向治疗肿瘤的基础研究 ………………………… 27

　三、中医归经(引经)理论在肿瘤靶向给药中的应用 …… 28

第四章　中医药在恶性肿瘤免疫治疗中的作用 …………… 30

　一、中药成分在肿瘤免疫中的应用 ………………………… 30

　二、中药复方在肿瘤免疫调节中的应用 …………………… 32

　三、基于肿瘤微环境的中医药免疫治疗 …………………… 32

　四、免疫治疗时代对恶性肿瘤中西医结合治疗的思考 … 36

第五章　各论 …………………………………………………… 41

　一、脑肿瘤 …………………………………………………… 41

　二、鼻咽癌 …………………………………………………… 52

　三、口腔恶性肿瘤 …………………………………………… 55

　四、甲状腺癌 ………………………………………………… 57

　五、肺癌 ……………………………………………………… 61

　六、胸腺肿瘤 ………………………………………………… 92

　七、恶性间皮瘤 ……………………………………………… 95

　八、乳腺癌 …………………………………………………… 98

　九、食管癌 ………………………………………………… 110

　十、胃癌 …………………………………………………… 113

　十一、胃肠间质瘤 ………………………………………… 122

　十二、结直肠癌 …………………………………………… 127

　十三、肝癌 ………………………………………………… 137

　十四、胆道恶性肿瘤 ……………………………………… 143

　十五、胰腺癌 ……………………………………………… 149

　十六、胃、肠、胰神经内分泌肿瘤 ……………………… 153

　十七、腹膜癌、癌性腹水 ………………………………… 157

　十八、肾癌 ………………………………………………… 160

　十九、膀胱癌 ……………………………………………… 164

　二十、前列腺癌 …………………………………………… 168

　二十一、卵巢癌 …………………………………………… 173

　二十二、宫颈癌 …………………………………………… 178

　二十三、子宫内膜癌 ……………………………………… 182

　二十四、恶性淋巴瘤 ……………………………………… 185

　二十五、急性白血病 ……………………………………… 194

　二十六、慢性粒细胞白血病 ……………………………… 200

二十七、慢性淋巴细胞白血病 ……………………… 204

二十八、多发性骨髓瘤 ……………………………… 208

二十九、骨肉瘤 ……………………………………… 214

三十、软组织肉瘤 …………………………………… 216

三十一、黑色素瘤 …………………………………… 221

三十二、皮肤癌 ……………………………………… 226

三十三、默克尔细胞癌 ……………………………… 229

参考文献 ……………………………………………… 231

概　　述

　　癌症治疗是重大公共健康问题,根据世界卫生组织国际癌症研究机构(IARC)于 2020 年 12 月 15 日发布的全球癌症报告,2020 年全球新发癌症患者数量突破 1 930 万例,死亡患者数量接近 1 000 万例。全世界 1/4 的新发癌症患者来自中国,死亡患者数量位居全球第一。

　　近年来,随着生物技术在医学领域的快速发展和人们在细胞分子水平对肿瘤发病机制认识的深入,肿瘤的诊断和治疗已经由经验诊疗时期迈进精准诊疗新时代。

　　癌症治疗发展,经历三次革命。

➢ 第一次革命：手术＋化疗＋放疗

➢ 第二次革命：靶向治疗

➢ 第三次革命：免疫疗法

第一章

恶性肿瘤靶向治疗简述

靶向治疗(targeted therapy)是建立在细胞分子水平上,针对已经明确的致癌位点,通常又称之为靶标,设计相应的靶向药物,药物进入体内会特意选择致癌位点相结合,通过干扰参与癌症生长、发展和传播,使肿瘤细胞特异性死亡。

一、分子靶向药物分类

(一) 分子量不同

根据检测生物标志表达,主要分为两类:小分子靶向药物和大分子单克隆抗体。

1. 小分子靶向药物

小分子靶向药物可以穿透细胞膜,常作用于细胞内的目标,通过与细胞内的靶分子结合发挥作用。如肺癌中针对表皮生长因子受体(EGFR)突变的第一代药物:吉非替尼、厄洛替尼,第二代药物:达克替尼、阿法替尼,第三代药物:奥希替尼;针对间变性淋巴瘤激酶(ALK)阳性的第一代药物:克唑替尼,第二代药物:阿来替尼、色瑞替尼,第三代药物:劳拉替尼。

2. 大分子单克隆抗体

大分子单克隆抗体多数不能穿透细胞膜,而是作用于细胞表面的特定目标上,如血管内皮生长因子(VEGF)抗体和 B 细胞膜表面抗原 CD20 的单克隆抗体等。

（二）依据作用机制分类

1. 激素抑制疗法

一些癌症是依赖激素生长的，比如乳腺癌和前列腺癌，通过阻止身体产生激素或干扰激素的生成就能阻止癌症发展，如他莫昔芬和阿比特龙等。

2. 信号转导抑制剂

一旦癌细胞接收到特定信号，就会通过一系列生化反应在细胞内传递，最终导致癌细胞大量增殖分化。信号转导抑制剂干扰这种不适当的信号传导。

3. 基因表达调节剂

可以控制基因表达中起作用的蛋白质功能。

4. 细胞凋亡诱导剂

细胞凋亡是人体用于去除不需要的或异常细胞的一种方法，但癌细胞具有避免细胞凋亡的策略。细胞凋亡诱导剂可以绕过这些策略导致癌细胞死亡。

5. 血管生成抑制剂

血液供应氧气和营养是肿瘤生长所必需的。干扰血管生成的治疗可能阻止肿瘤生长。一些抑制血管生成的靶向疗法会干扰 VEGF 的功能，阻断肿瘤血管生成，如贝伐珠单抗。

6. 毒素递送分子

提供有毒分子的单克隆抗体可特异性地导致癌细胞死亡。一旦抗体与其靶细胞结合，与抗体相关的毒性分子被细胞吸收，最终杀死癌细胞。

二、如何进行靶向治疗

靶向治疗先决条件就是要检测到良好的靶标（或称靶点 target

spot），最理想的靶标就是只存在于癌细胞而不存在于正常细胞。基于这种特异性靶标研发的药物能达到最大限度杀灭癌细胞，同时对正常细胞没有伤害的目的。

1. 寻找最佳靶标

这种靶标存在于癌细胞中，但不存在于正常细胞中，或在癌细胞中更丰富的蛋白质作为潜在的靶标。特别是这些蛋白还参与细胞生长或存活，靶向药物与靶标之间是类似"钥匙"和"锁"的关系。通常情况下，一把钥匙对应，且只对应一把同名的锁，比如 EGFR 抑制剂治疗 EGFR 突变阳性的患者、人表皮生长因子受体-2(Her-2)抑制剂治疗 Her-2 突变阳性的患者，则效果显著。

2. 寻找突变蛋白质

例如，在许多恶性黑色素瘤中存在 V-raf 鼠肉瘤病毒基因同源体 B(BRAF)蛋白 V600E 突变。

3. 寻找异常染色体

有时染色体异常会导致融合基因(一种包含两个不同基因部分的基因)的产生，其产物称为融合蛋白，可能会促进癌症的发展。例如，甲磺酸伊马替尼靶向 BCR-ABL 融合蛋白，该融合蛋白由两种基因组成，这些基因在一些白血病细胞中结合并促进白血病细胞的生长。

三、如何进行基因组测序

(一) 基因检测的方法

一代测序(sanger 法)，该方法是目前基因检测的国际金标准。缺点是通量小，适合少量样本，可进行个体化位点检测。组织标本、蜡块及外周血液都可送检，5～7 个工作日出结果。

二代测序技术（next generation sequencing，NGS）又称为高通量测序技术。二代测序与第一代不一样，可以用更少的切片去检测更多的基因。一般来说10张切片可以检测400～500个基因。具有通量大、时间短、精确度高和信息量丰富等特点。组织标本或者外周血都可检测，7～12个工作日出报告。

三代测序，单分子测序，优点是测序读长较长，可以减少拼接成本，节省内存和计算时间；缺点是单读长的错误率偏高，需重复测序以纠错，增加测序成本。

（二）推荐二代测序

1. 推荐二代测序的理由

肿瘤基因测试范围从简单到复杂。最简单的测试只检测一种基因中的一种类型的突变。比如仅在BRAF位置c.1799处寻找特定T到A置换突变。最复杂的测试可以同时检测所有主要类型的基因改变，包括替换、重复、插入、缺失、基因拷贝数变异。

二代测序的出现，完美地弥补了传统单基因检测和热点基因检测的漏洞，使患者用非常宝贵的组织切片，只进行一次检测，就能获得更为精准和全面的基因分析，这也是欧洲肿瘤内科学会（ESMO）及各类指南和临床专家一致推荐的原因。

2. 二代测序临床获益具有显著优势

（1）突变意义分级

患者检测出的分子改变被分为三级。

一级改变，指已有确切的临床价值的突变，能明确导致癌症风险增加的种系突变，以及能够明确使患者从FDA已经批准的治疗方案中获益增加或获益减少的分子改变。

二级改变，包括了能够从正在研究的治疗方案中获益的分子改变，以及能够导致患者对某种已经获得FDA批准的治疗方案耐药的分子改变。

三级改变,指目前尚无治疗意义的改变。

（2）"指南针"作用

基因检测就像是癌症治疗的"指南针",凭借着大量临床试验结果数据的支撑,专家们能够有效利用检测结果,为癌症患者指出一条相对更加有效的治疗道路。这样的治疗过程,会远比盲试靶向药物来得顺畅、高效、高质量,患者的生存期也更长。

（3）化疗指导作用

除了靶向药物,基因检测结果对于化疗的指导意义也至关重要。例如,存在切除修复交叉互补基因1（ERCC1）突变的患者,更容易对铂类化疗耐药;存在核苷酸还原酶M1（RRM1）突变的患者,则对吉西他滨治疗耐药;胸苷酸合成酶（TYMS）表达水平更低的患者,对于培美曲塞治疗更加敏感。

在化疗的副作用方面,基因检测也有着非常重要的预测作用。存在尿苷二磷酸葡萄糖醛酸基转移酶1A1（UGT1A1）突变的患者使用伊立替康治疗,发生中性粒细胞减少、白细胞减少、血小板减少以及腹泻等不良反应的概率更高。

（三）癌症基因变异

人类DNA是遗传物质的载体,而基因就是DNA中真正有含义的片段。

基因改变的主要类型包括:

1. 基于DNA的改变

4种改变分别为:碱基替换、插入或缺失、拷贝数变异和重排。

2. 基于mRNA的改变

mRNA可以在癌症中存在或不存在。当存在时,它们有时会"过度表达"（表达水平高于正常水平）。通常在DNA水平检测突变更容易,而如果要检测ALK、ROS1、NTRK（神经营养因子受体酪氨酸激酶）等,则需要在mRNA水平上检测才更为准确。

3. 基于蛋白质的改变

蛋白质可以在癌症中存在或不存在。使用免疫组织化学（IHC）法可以检测蛋白质的表达情况。在临床用药过程中，检测蛋白质水平对用药指导也具有重要的意义。

第二章

恶性肿瘤免疫治疗简述

肿瘤免疫治疗（tumor immunotherapy）被誉为癌症治疗的"第三次革命"，是国内外肿瘤治疗研究领域的热点。早在 2013 年，《科学》杂志评出的年度十大科学突破排行榜中，免疫治疗就已高居榜首。不管是程序性死亡蛋白-1（PD-1）/程序性死亡蛋白-1 配体（PD-L1）疗法还是众多细胞免疫疗法都如雨后春笋般纷纷崛起，发展迅速，这无疑掀起了一场癌症治疗的热潮。

免疫疗法通过调节患者自身免疫系统功能，凭借人体免疫能力来杀伤癌细胞。癌症免疫疗法多种多样，包括单克隆抗体、淋巴细胞活化细胞因子、过继性 T 细胞疗法等。

从 PD-1 抑制剂出现，发展到后来的 PD-L1、细胞毒 T 淋巴细胞相关抗原-4（CTLA-4）抑制剂，再到现在最具特点的"双免疫"联合治疗方案，免疫疗法已经在短短的几年内有了巨大的跨越。

一、肿瘤免疫治疗分类

1. 免疫检查点抑制剂

PD-1/PD-L1。PD-1/PD-L1 抑制剂已经先后斩获了包括肺癌、胃肠道肿瘤、乳腺癌、泌尿系统肿瘤、皮肤癌、淋巴瘤等在内的近 20 种恶性肿瘤。

2. 细胞免疫治疗

细胞免疫治疗又称为细胞过继免疫治疗（adoptive T cell

transfer，ACT)，包括嵌合抗原受体 T 细胞免疫疗法(CAR-T)、T 细胞受体嵌合型 T 细胞疗法(TCR－T)、肿瘤浸润淋巴细胞疗法(TILs)、自然杀伤细胞(NK)等疗法。

3. 肿瘤疫苗

肿瘤疫苗是近年来研究的热点之一，其原理是将肿瘤抗原以多种形式(如肿瘤细胞、肿瘤相关蛋白或多肽、表达肿瘤抗原的基因等)置入患者体内，克服肿瘤引起的免疫抑制状态，增强免疫原性，激活患者自身的免疫系统，诱导机体细胞免疫和体液免疫应答，从而达到控制或清除肿瘤的目的。

4. 溶瘤病毒

溶瘤病毒是一类具有复制能力的肿瘤杀伤型病毒，能利用靶细胞中抑瘤基因的失活或缺陷选择性感染肿瘤细胞，在肿瘤细胞内大量复制并最终摧毁肿瘤细胞，同时激发免疫反应，吸引更多的免疫细胞继续杀死残余的肿瘤细胞。

二、免疫检查点抑制剂

免疫检查点抑制剂(immune checkpoint inhibitors，ICIs)已成功应用于多种恶性肿瘤治疗。现在常用的制剂有三类：CTLA-4、PD-1 和 PD-L1。

(一) CTLA-4 免疫疗法

1990 年，Allison 和他团队，结合前人研究，发现 CTLA-4 有免疫抑制的功能，从而终止免疫反应。如果抑制 CTLA-4 的免疫抑制信号，就可以重新活化 T 细胞，启动它对肿瘤细胞的杀伤功能。随即，他们制造出阻断 CTLA-4 分子活性的抗体，并于 1996 年在动物实验中证明有效。2000 年，Medarex 公司按照 Allison 的方法，制造出能在人体使用的 CTLA-4 单克隆抗体——伊匹木单抗。2010 年，伊匹木单抗的第一个Ⅲ期临床试验结果公布,伊匹木单抗可提高转移性黑色素瘤患者的生存率,对 10%～20% 的患者有持久效果。2011 年,美国 FDA 批准了首个免疫检查点抑制剂伊匹木单抗上市,用于晚期黑色素瘤患者的二线治疗,标志着肿瘤免疫治疗进入了新时代。

伊匹木单抗的作用机制是阻断 T 细胞上"刹车"蛋白 CTLA-4 的活性,恢复免疫系统对抗肿瘤的能力。目前,大量的临床试验在开发它作为单药或联合其他药物治疗多种类型的肿瘤。

(二) PD-1/PD-L1 免疫疗法

1. PD-1 和 PD-L1 治疗机理

PD-1 和 PD-L1 是一对免疫检查点,其中 PD-1 位于免疫细胞(T 细胞)表面,PD-L1 位于体细胞(或癌细胞)的表面。当 PD-L1 与 T 细胞上的 PD-1 受体结合后,会抑制 T 细胞的活性,让 T 细胞进入"休眠"状态。

PD-1/PD-L1 抑制剂阻止 PD-1 和 PD-L1 的识别过程,使 T 细胞从"休眠"状态中苏醒,部分恢复其细胞功能,从而使 T 细胞可以识别和杀死肿瘤细胞。

2. 生物标记物

目前有诸多生物标志物与 PD-1/PD-L1 抑制剂的疗效相关,如:PD-L1 表达、TMB、MSI、dMMR、TILs、肠道菌群分析等。

(1) PD-L1 表达水平

PD-L1 表达是最早被发现,也是美国 FDA 批准用于预测免疫检查点抑制剂药物疗效的生物标志物之一。临床试验发现 PD-L1 的高肿瘤表达与肿瘤侵袭性增加相关,并且死亡风险增加 4.5 倍,在肺非鳞癌患者中,PD-L1 高表达的患者使用 PD-1/PD-L1 抑制剂的疗效更优。

PD-L1 表达水平的评价标准包括:TPS 评分、CPS 评分、IPS 评分等。不同的癌种选择的评价标准有所不同。

① TPS(肿瘤细胞阳性比例分数，tumor proportion score)。

$$TPS = \frac{任何强度\,PD\text{-}L1\,膜染色阳性肿瘤细胞数}{肿瘤细胞总数} \times 100\%$$

TPS 数值：<1% 为低表达，1~49% 为中表达，≥50% 为高表达。

② CPS(联合阳性分数，combined positive score)

$$CPS = \frac{PD\text{-}L1\,膜染色阳性肿瘤细胞 + PD\text{-}L1\,阳性肿瘤相关免疫细胞}{肿瘤细胞总数量} \times 100$$

③ IPS，其评分仅将肿瘤相关的免疫细胞(淋巴细胞、巨噬细胞等)PD-L1 表达情况，单独作为评价指标来区分获益人群。

$$IPS = \frac{任何强度\,PD\text{-}L1\,膜和胞浆染色阳性的肿瘤相关免疫细胞数}{肿瘤相关免疫细胞总数} \times 100\%$$

(2) 肿瘤基因突变负荷(tumor mutational burden，TMB)

TMB 被定义为每百万碱基中被检测出的体细胞基因编码错误、碱基替换、基因插入或缺失错误的总数。一般认为，TMB 超过 20 个突变/Mb(Mb 代表的就是每百万个碱基)为高水平，TMB 低于 10 个突变/Mb 为低水平。但是不同癌种的 TMB 表达水平不尽相同。

(3) 微卫星不稳定性(micro-satellite instability，MSI)

MSI 是指由于在 DNA 复制时插入或缺失突变引起的 MS 序列长度改变的现象，常由错配修复基因(MMR)功能缺陷引起。MSS(micro-satellite stability，微卫星稳定性)，与 MSI 相对而言，无明显的 MSI 出现。MSI-H(micro-satellite instability-high，高度微卫星不稳定性)，即微卫星不稳定性频率一般高于 30%。MSI-L(micro-satellite instability-Low，低度微卫星不稳定性)，即微卫星不稳定性频率一般低于 30%。

(4) 错配修复基因(mismatch repair,MMR)

人类错配修复基因是重要的 DNA 修复机制,能够准确地识别及修复在 DNA 复制或重组过程中产生的碱基错配,小范围的碱基缺失或插入,对维持基因组稳定性、遗传后代的精确性有着重要的作用。MMR 基因在人类中多达 12 个,其中最主要的 4 个基因是:MLH1、MSH2、MSH6 和 PMS2。

如果任一 MMR 蛋白表达缺失,均可造成细胞的错配修复功能缺陷,则对 DNA 复制过程中的碱基错配丧失修复功能而造成累积,导致微卫星不稳定的发生。MMR 分为错配修复功能缺陷(dMMR)和错配修复功能完整(pMMR)。dMMR 等同于微卫星高度不稳定(MSI-H),pMMR 则等同于微卫星低度不稳定(MSI-L)或微卫星稳定(MSS)。

(5) 肿瘤浸润 T 淋巴细胞(tumor infiltrating lymphocyte,TIL)

肿瘤周围浸润的淋巴细胞越多,PD-1 抑制剂的有效率越高。

(6) 中性粒细胞-淋巴细胞比率(NLR)

NLR 是指血常规中性粒细胞与淋巴细胞计数的比值,它是全身性炎症的标志物,还是预测癌症患者在化疗和免疫治疗中疗效的生物标志物。

(7) 肠道微生物群

最近,肠道微生物群与免疫治疗的关系受到密切关注。一项研究表明,肠道菌群可以调节恶性黑色素瘤免疫治疗的反应。"有利"的肠道微生物组[如高多样性和富含瘤胃球菌科/普氏栖粪杆菌(ruminococcaceae/faecalibacterium)]会增强抗原呈递,改善 T 细胞功能和肿瘤微环境来增强抗肿瘤免疫反应,而"不利"的肠道菌群[如低多样性和富含拟杆菌目(bacteroidales)]会破坏抗肿瘤反应。这提示在接受免疫检查点抑制剂治疗时,应进行肠道菌群评估。

3. 使用时间

根据临床试验数据来看，患者使用免疫检查点抑制剂起效时间约为 2～4 个周期。目前建议：手术或同步放化疗后，巩固性、辅助性使用的患者，PD-1 抑制剂建议用满 1 年；而晚期的、全身转移的患者，建议一般要用 2 年或一直使用到疾病进展。

4. 耐药对策

PD-1 抑制剂有效的患者一般来说疗效较持久，但是约有 30% 左右的患者会出现耐药。针对 PD-1 抑制剂耐药后，可考虑：① PD-1 耐药后继续使用 PD-1 药物；② PD-1 无效后更换另一种 PD-1 抗体；③ PD-1 无效后更换使用 CTLA-4 抗体或者双免联合；④ PD-1 无效，可尝试免疫联合化疗/放疗；⑤ PD-1 单抗无效后更换为 PD-L1 单抗；⑥ PD-1 联合 TILs 等细胞免疫疗法；⑦ 接受二代 PD-1 治疗。此外，针对新靶点的免疫检查点抑制剂，如吲哚胺 2，3-双加氧酶（IDO）、淋巴细胞活化基因-3（LAG-3）、T 淋巴细胞免疫球蛋白黏蛋白-3（TIM-3）等也可尝试。

三、细胞免疫治疗

细胞免疫治疗，作为免疫疗法中的一大类，是用患者自身的免疫细胞攻击肿瘤细胞。在细胞免疫治疗中认可度较高的疗法，主要有 NK 细胞疗法、CAR-T 疗法、DC 细胞（树突状细胞）疗法、γδT 细胞疗法等。

（一）常用细胞免疫疗法

细胞免疫疗法全称为过继性免疫细胞疗法（adoptive cellular immunotherapy，ACI 或 AIT）是指向肿瘤患者传输具有抗肿瘤活性的免疫细胞（特异性和非特异性的），直接杀伤肿瘤或激发机体的免疫应答杀伤肿瘤细胞，包括类型有淋巴因子激活的杀伤细胞

（LAK）、细胞因子诱导的杀伤细胞（CIK）、DC-CIK、CAR-T、TCR-T、NK、CAR-NK、TILs 等。

1. NK 细胞疗法

NK 细胞（natural killer cell，自然杀伤细胞）是抗癌功效最强的免疫细胞。NK 细胞与 T、B 细胞并列为第三类群淋巴细胞。

（1）功能

NK 细胞的功能正如其名描述，"自然"与"杀伤"。NK 细胞是人体免疫细胞大家族中的一个重要成员，是第一道防线，尤其在监视和消灭癌细胞，因此被誉为天然免疫核心细胞，是一种不需要预先"致敏"，直接就能发挥杀死癌细胞或病毒等其它病原体的，具有非特异性杀伤能力的免疫细胞，具有广谱的抗肿瘤作用。

NK 细胞有两方面抗癌作用，一是对肿瘤细胞的直接杀伤作用，通过释放穿孔素和颗粒酶或通过死亡受体杀死肿瘤细胞；二是通过分泌细胞因子和趋化因子扮演免疫系统的调节细胞角色，激活 T 细胞等的杀伤作用。

（2）策略

对于肿瘤患者来说，一方面，肿瘤的生长阻碍了 NK 细胞在骨髓内的分化、成熟；另一方面，因为肿瘤细胞的侵害，身体中残存的 NK 细胞战斗力极弱，普遍存在免疫功能低下、不能有效识别、杀灭肿瘤细胞的情况。所以，增强肿瘤患者体内 NK 细胞的数量和杀伤能力有助于提高治疗效果。

用于肿瘤免疫治疗的策略：体外活化的自体或异体 NK 细胞治疗；联合 NK 细胞和单抗药（如免疫检查点抑制剂）来诱导抗体特异的细胞毒性；构建 CAR-NK 细胞免疫疗法。

目前，国内和国际上对于 NK 细胞免疫疗法有广泛的研究，国内和日本的 NK 细胞主要针对实体肿瘤，而美国的 NK 疗法主要针对血液肿瘤。

2. CAR-T 细胞疗法

CAR - T 疗 法（chimeric antigen receptor T - cell immuno therapy，嵌合抗原受体 T 细胞免疫疗法），属于过继性 T 细胞转移（adoptive T-cell transfer，ACT）的一种。

（1）功能

Tc 或 CTL(cytotoxic T cell，细胞毒性 T 细胞)，也称杀伤性 T 细胞，是一种监控并在需要时杀死靶细胞的细胞。细胞毒性 T 细胞对带抗原的靶细胞有记忆功能，一旦发现带特异性抗原的靶细胞，会刺激效应细胞毒性 T 细胞，消灭被感染的细胞或肿瘤细胞。

CAR 是一种蛋白质受体，可使 T 细胞识别肿瘤细胞表面的特定蛋白质（抗原），表达 CAR 的 T 细胞可识别并结合肿瘤抗原，进而攻击肿瘤细胞。这种表达 CAR 的 T 细胞被称为 CAR-T。

（2）增殖

CAR-T 的开创者为 Elig Eshhar 教授，是魏茨曼科学研究所和特拉维夫苏拉斯基医学中心的免疫学家，Eshhar 教授从患者体内分离出免疫 T 细胞，并在体外对这些细胞进行基因改造，再嵌合上能够识别癌细胞表面抗原的"嵌合抗原受体"。随后，这些改造之后的细胞在实验室中经过大量增殖，为数十亿之多，同时在受体的细胞内段加上引起 T 细胞活化的信号传递区域，再被输注回患者体内。注入之后的 T 细胞也会在患者体内增殖，并杀死具有相应特异性抗原的肿瘤细胞。CAR-T 细胞治疗已在临床试验中显示出良好的靶向性、杀伤性和持久性，为免疫细胞治疗提供了新的解决方案，展示了巨大的发展潜力和应用前景。

（3）不良反应

CAR-T 疗法严重不良反应主要是细胞因子释放综合征（CRS，也称为细胞因子释放风暴）和神经毒性，如果处理不及时可能会危及生命，所以输注 CAR-T 细胞后必须严密监测。细胞因子释放综合征(CRS)发生原因是由于大量 CAR-T 细胞输入体内,导致免疫系统被激活,释放大量炎性细胞因子,从而使人体产生严重不良反应。该综合征的临床表现包括:高烧、畏寒、恶心、疲劳、肌肉疼痛、毛细血管渗漏、全身水肿、潮红、低血压、少尿、心动过速、心功能不全、呼吸困难、呼吸衰竭、肝功能衰竭、肾功能损害等。神经毒性发生原因目前不是很清楚,可能与 CRS 有关,临床表现包括头痛、谵妄、语言的部分能力丧失、反应迟钝、癫痫发作、昏迷等,甚至因脑水肿引起死亡。

(4) 应用

① 血液肿瘤

CAR-T 疗法在血液肿瘤治疗中表现很好,成为唯一被美国FDA 批准上市的免疫细胞产品。

目前美国 FDA 批准的 3 种 CAR-T 疗法,总体缓解率都能在80% 以上,有 50% 以上的患者为完全缓解。

2017 年 8 月 31 日,Carl H. June 研发的全球首款基于基因改造的 T 细胞抗肿瘤疗法(CAR-T 技术 Kymriah)获得美国 FDA 批准上市,第一个免疫细胞药物(CAR-T,Kymriah)用于儿童、青少年及年轻成年患者急性淋巴细胞性白血病(ALL)。

2018 年 5 月美国 FDA 批准了第二个适应症,用于治疗复发或难治性大 B 细胞淋巴瘤的患者(先前接受过两次或以上的系统治疗),其中包括最常见的非霍奇金淋巴瘤,如弥漫性大 B 细胞淋巴瘤(DLBCL)以及起因于滤泡性淋巴瘤(FL)的高级别 B 细胞淋巴瘤。

目前,CAR-T 已经发展至第三代,在急性粒细胞性白血病、慢性粒细胞性白血病、非霍奇金淋巴瘤、多发性骨髓瘤中取得了显著的疗效。

② 实体肿瘤

CAR-T 疗法在实体肿瘤治疗中表现亮眼,越来越多的临床试验开始尝试。

Claudin18.2(CLDN18.2)是一种胃特异性膜蛋白，被认为是胃癌和其他癌症类型的潜在治疗靶点。基于此，中国研究人员开发了国际上首个针对 Claudin18.2 的 CAR-T 细胞。

美国 FDA 于 2020 年 10 月 5 日，授予中国科济生物靶向 Claudin18.2 自体嵌合抗原受体 T 细胞(CLDN18.2 CAR-T)"孤儿药"称号，用于治疗胃腺癌和胃食管结合部腺癌。这是世界上第一个针对 Claudin18.2 靶向的 CAR-T 细胞疗法。

3. CAR-NKT 细胞疗法

CAR-NKT(嵌合抗原受体-自然杀伤 T 细胞)疗法，即为同种异体"即用型(通用型)"嵌合抗原受体-自然杀伤 T 细胞疗法。

一项针对 11 例复发或难治性 CD19 阳性癌症患者的 I／II 期试验发现，大多数患者对脐带血来源的靶向 CD19 的 CAR-NK 细胞有反应，并显示出很少的毒性作用。该试验说明了 CAR 表达在非 T 细胞上的治疗潜力，并表明基因工程同种异体 NK 细胞有望被开发为"现货型"癌症疗法。

CAR-NKT 与常规 CAR-T 细胞比较不同之处：①工程化 CAR-NKT 细胞不介导移植物抗宿主反应；②NKT 细胞能够有效地进入肿瘤部位，细胞中表达肿瘤特异性 CAR，确保了向疾病部位的转移，能够最大限度地放大治疗效果；③临床研究已经显示，工程化设计的 CAR-NKT，可以增加 CAR-NKT 细胞的持久性并改善它们在免疫抑制性肿瘤微环境中的有效性；④NKT 细胞疗法一般不会导致免疫过激反应，这是因为 NKT 细胞是在体外培养活化后回输到人体内的，输入数量可控，其次是在进入体内之后，它的活性会慢慢减弱。NKT 细胞在进入人体后的活性逐渐降低也会影响其治疗效果，为了维持它在人体内的活性，需要持续定期地输入。

4. TCR-T 细胞疗法

TCR-T(嵌合抗原受体 T 细胞)疗法,是从患者身上获取 T 细胞,为 T 细胞配备新的 T 细胞受体,TCR 具有识别细胞表面肽-人类白细胞组织相容性抗原(HLA)复合物抗原的能力,大大提升了可识别靶标抗原的范围,具有克服现有肿瘤免疫疗法局限性的潜力,并且能同时激活 T 细胞杀死肿瘤细胞。

TCR 免疫疗法的优势在于它可以识别肿瘤细胞内部表达的抗原,因此扩展了 TCR 免疫疗法靶向的靶标范围。

这种新型的疗法可以允许医生为每个患者的肿瘤和不同类型的 T 细胞选择最合适的靶点进行工程改造,使治疗个体化,提供更大的缓解希望。

相比于 CAR-T 细胞疗法,TCR-T 同样是对患者自身的 T 淋巴细胞进行体外改造,然后将其回输到患者体内杀伤肿瘤的细胞疗法,但这两种疗法识别抗原的机制截然不同。

首先,TCR-T 引入的是一个天然存在的 T 细胞受体(TCR),通过提高 TCR 的活性,来增强对肿瘤细胞的杀伤力;而 CAR-T 引入的则是一个由科学家重新设计靶向肿瘤的 CAR 抗体。

其次,CAR-T 只能识别位于细胞表面的肿瘤特异性抗原或肿瘤相关抗原,这样的作用方式更直接,不需要抗原呈递的过程,这也决定了 CAR-T 疗法更适合表面抗原暴露程度更高的血液肿瘤,不能有效浸润到肿瘤内部,是导致目前实体瘤上疗效不佳的原因之一。TCR-T 不仅能识别位于细胞表面的肿瘤特异性抗原或肿瘤相关抗原,还能识别细胞内的肿瘤特异性抗原或肿瘤相关抗原,这可能使其在治疗实体瘤方面更有优势。

5. 自体肿瘤浸润淋巴细胞(TILs)疗法

TILs(tumor infiltrating lymphocytes,肿瘤浸润淋巴细胞)是肿瘤间质中的异质性淋巴细胞,包括 T 细胞及 NK 细胞等,大多数情况下以 CD3＋、CD8＋和 T 细胞为主，是机体淋巴细胞侵入到肿瘤组织中，并对肿瘤起识别、抵抗和攻击作用的细胞群体。

TILs 疗法通过从肿瘤附近组织中分离出 TILs 细胞，加入生长因子 IL-2 进行体外大量增殖，然后再回输到患者体内，从而扩大免疫应答，治疗原发或继发肿瘤的方法，属于过继性免疫治疗的一种。

① TILs 细胞疗法和其他的免疫疗法的区别

首先，TILs 的免疫细胞来自于肿瘤组织，而其他细胞免疫疗法大部分来自血液，TILs 疗法识别杀伤能力更强。其次，TILs 细胞培养过程与其他免疫治疗不同。这种新型的疗法不是像传统的简单的扩增回输，而是要确定患者病例中特定的突变，之后利用突变信息找到能够最有效瞄准这些突变的 T 细胞。相比之下，CAR-T 和 TCR-T 中用于治疗的 T 细胞是通过基因转染技术改造的外周血 T 细胞，是进行修饰而非筛选培养，因此，精准识别的能力与 TILs 细胞相差甚远。最后，TILs 疗法扩增数量庞大，TILs 细胞经过分离筛选后，会加入 IL-2 进行培养，增加免疫细胞存活的几率，最大限度的扩增免疫细胞，确保 T 细胞的有效性和活性后重新注入到患者体内，抗癌效果大大增强。

② 治疗流程

第一步，取自患者的肿瘤组织块，其中混杂着体积较大的肿瘤细胞以及体积小而圆的 T 淋巴细胞；

第二步，肿瘤样本被运送到专有的 GMP 设施，在那里 TILs 被分离并繁殖，将不同种类的 T 淋巴细胞在细胞板上克隆化，并加入高浓度的 IL-2 来选择培养，在 3 周内产生数十亿 TILs；

第三步，在 IL-2 的刺激下不同种类的 T 淋巴细胞都得到了克隆扩增，形成了细胞群；

第四步，用患者的肿瘤细胞和扩增后的 T 淋巴细胞反应，凡是能够发生杀瘤效应的 T 淋巴细胞群作为阳性 TILs 群留下，其余的丢弃；

第五步,用负载肿瘤特异性抗原的树突状细胞(DC)进一步扩增培养抑制肿瘤特异性的 TILs;

第六步,患者开始 1 周的预处理治疗(清髓)以准备接受 TILs,在 TILs 输注后立即接受 IL-2,来支持患者体内 TILs 的生长和激活。

6. 多靶点复合抗原自体免疫细胞(MTCA-CTL)疗法

国内的免疫治疗技术已经发展至第五代,即 MTCA-CTL 免疫疗法。MTCA-CTL 免疫疗法在保证非 MHC(主要组织相容性复合体)限制性,杀伤性 NK-T 细胞扩增的同时,定向扩增 MHC。目前正在中国医学科学院肿瘤医院进行Ⅱ期临床试验的多靶点复合抗原肽生物免疫治疗技术,是第五代也是全新一代细胞免疫治疗技术,可优化 DC 活化方法,以增强免疫细胞对肿瘤细胞的杀伤作用,已取得较好的临床效果。

四、肿瘤疫苗

肿瘤疫苗是指将肿瘤抗原以多种形式(如肿瘤细胞、肿瘤相关蛋白或多肽、表达肿瘤抗原的基因等)导入患者体内,克服肿瘤引起的免疫抑制状态,激活患者自身的免疫系统,从而以控制或清除肿瘤为目的的治疗方法。肿瘤疫苗是属于肿瘤免疫疗法中最新的一种治疗方式,用于肿瘤的预防与治疗,与化疗和放疗相比,肿瘤疫苗通常不会产生严重的副作用。

目前已经上市的肿瘤疫苗有两种：① 预防性疫苗：HPV 疫苗是最知名的预防性疫苗,它能够预防人乳头瘤病毒感染,有效降低宫颈癌的发生率。② 治疗性疫苗：首先获得美国 FDA 批准的是前列腺癌疫苗 Provenge(sipuleucel-T),这种疫苗第一次实现了利用患者自身的免疫系统攻击癌细胞的设想。古巴批准了两种肺癌疫苗,分别是一代疫苗 CIMAvax-EGFR 和二代疫苗 Vaxira。

目前肿瘤疫苗主要分为：肿瘤细胞疫苗、基因疫苗、蛋白多肽疫苗、DC(树突细胞)疫苗。

1. 肿瘤细胞疫苗

肿瘤细胞疫苗是将自身或异体同种肿瘤细胞经过物理、化学、生物学等方法处理，使之成为丧失致瘤性但保留抗原性的瘤苗，联合非特异性的刺激因子(如卡介苗等)对肿瘤患者进行主动免疫治疗。

肿瘤细胞疫苗是目前研究最多，使用时间最长的肿瘤疫苗。优势在于自体肿瘤细胞包含了所有自身肿瘤抗原，属于第一代疫苗。

优点：研究广泛，经处理增强抗原的转入，含有所有的肿瘤抗原；制备简单，不需要限定抗原。

缺点：需要足够自体肿瘤或拥有肿瘤抗原的异原细胞系；激活免疫反应弱。

2. 基因疫苗

基因工程疫苗是将病原的保护性抗原编码的基因片段克隆入表达载体，用以转染细胞或真核细胞微生物及原核细胞微生物后得到的产物；或者将病原的毒力相关基因删除掉，使成为不带毒力相关基因的基因缺失疫苗。主要包括病毒载体类疫苗和细菌载体类疫苗。许多病毒被用于重组疫苗的载体，如腺病毒、痘状病毒等。细菌类载体主要是李斯特菌和沙门菌等。

这类疫苗的优势在于：①安全有效，不需要佐剂，模拟感染后抗原表达的过程，因此能够引起 B 细胞和 T 细胞的免疫应答；②特异性，这类疫苗引起的免疫应答只是针对特异性抗原产生；③应答快速。

3. 蛋白多肽疫苗

蛋白多肽疫苗是按照病原体抗原基因中已知或预测的某段抗原表位的氨基酸序列，通过化学合成技术制备的疫苗。如果能找到肿瘤细胞中特异的抗原,并以此氨基酸序列开发癌症疫苗,能够激活相关免疫细胞杀伤具体相同抗原的肿瘤细胞。如 EGF 疫苗 (Cimavax)、MAGE-A3、TG4010 等。

4. DC(树突细胞)疫苗

DC 疫苗就是以 DC 为载体的肿瘤疫苗,根本原理是以 DC 重新激活抗体的抗肿瘤免疫反应,起到治疗肿瘤的目的。如治疗黑色素瘤的 TLPLDC 疫苗、卵巢癌的 DCVAC/DvCA 疫苗等。

五、溶瘤病毒

溶瘤病毒(oncolytic virus)治疗,是一类可以感染和杀死肿瘤细胞的病毒,其在肿瘤细胞中大量繁殖,最终导致肿瘤细胞裂解,并进一步激发机体抗肿瘤免疫反应。溶瘤病毒是一类具有复制能力的肿瘤杀伤型病毒,无传染性,大多数都是转基因病毒。溶瘤病毒对正常组织无杀伤作用,除直接杀伤肿瘤细胞外,溶瘤病毒可参与到抗肿瘤免疫的多个阶段。

现在使用的溶瘤病毒是一种经过基因人工修饰或自然选择之后的特殊病毒,它们能够对癌细胞造成杀伤,但不会伤害正常的人体细胞。现已开展的溶瘤病毒疗法主要包括三类。

(一) 基于单纯疱疹病毒的溶瘤病毒疗法

单纯疱疹病毒(HSV-1):是一种双链 DNA 病毒,基因组的碱基数目较多(152 kb),能够在细胞核内复制,且不会诱导插入突变的发生,是一类具有极高发展潜力的溶瘤病毒。

1. T-VEC

T-VEC 属于 I 型单纯疱疹病毒(HSV-1),是一种基于单纯疱疹病毒的溶瘤免疫疗法制剂。经过修饰的病毒能够有针对性地在肿瘤细胞中复制,一方面能够直接使肿瘤细胞裂解,另一方面也能通过释放肿瘤内部的抗原激活人体免疫系统，发挥识别并杀灭癌细胞的能力。

2. H101(T-VEC)

H101 为 2005 年中国首款批准的溶瘤病毒，是由上海双威生物技术有限公司生产的转基因腺病毒，用于治疗头颈癌。

3. OncoVex(T-VEC)

美国 FDA 于 2015 年批准了首款溶瘤病毒产品 Talimogene laherparepvec(OncoVex，T-VEC)，用于治疗黑色素瘤。

T-VEC 是基于 HSV-1 的溶瘤病毒产品，处在治疗晚期黑色素瘤患者的临床试验中。除此以外，T-VEC 治疗胰腺癌、头颈癌和乳腺癌的临床试验也在进行中。整体来说，T-VEC 治疗的安全性较好，主要不良事件为疲劳、畏寒、发热、恶心、流感样症状等。

4. C-REV(曾用名 HF10)

C-REV 同样是一款基于 HSV-1 的溶瘤病毒产品。在 I 期临床试验中，C-REV 治疗胰腺癌 DCR（控制率）93.8%，ORR（缓解率）43.8%。C-REV 治疗黑色素瘤患者，DCR 55.6%，ORR 1.1%，患者中位总生存期 318.0 天。

(二) 基于腺病毒的溶瘤病毒疗法

腺病毒同样是一类双链 DNA 病毒，不同类型的腺病毒可引起人类感染。在肿瘤患者体内，经过修饰和改造的腺病毒不仅能够感染肿瘤细胞，还能够干扰肿瘤细胞的细胞周期、造成细胞死亡。通常来说，基于腺病毒的溶瘤病毒不良反应更加轻微。

1. ONYX015

ONYX015 是一款基于腺病毒的溶瘤病毒产品，目前在 I 期临床试验中，与人肿瘤坏死因子(TNF)的重组二聚体(etanercept)联合应用，具有一定的治疗潜力。

2. DNX-2401

DNX-2401(tasadenoturev)在包括视网膜胶质母细胞瘤在内的多种恶性肿瘤的治疗中展现出了一定的效果。Ⅰ期临床试验结果显示,接受 DNX-2401 治疗的复发性脑胶质细胞瘤患者中,3 年生存率 20%,其中 12%的患者肿瘤消退为 95%以上。

3. Pelareorep

Pelareorep(Reolysin)是一款由加拿大研发的溶瘤病毒药物,Ⅱ期临床试验的结果表明,Pelareorep 联合紫杉醇的治疗方案,治疗转移性乳腺癌的中位总生存期为 17.4 个月。

(三) 基于牛痘病毒的溶瘤病毒疗法

牛痘病毒能够感染细胞并在细胞质中进行分裂,其转基因能力强,易于操作,安全性更好,并且无法整合入宿主的基因组中。目前,基于牛痘病毒的溶瘤病毒产品也很多。

1. Pexa-Vec

Pexastimogene devacirepvec(Pexa-Vec,JX-594)曾经获得美国 FDA 授予的"孤儿药"称号,用于治疗肝细胞肿瘤患者。目前,Pexa-Vec 联合各类免疫药物等治疗肝细胞肿瘤、肾细胞肿瘤、大肠肿瘤及其他实体瘤的临床试验正在开展中。

2. T601

T601 为我国自主研发的溶瘤病毒制剂,是重组溶瘤痘苗病毒注射液,具备靶向溶瘤和靶向化疗的双重作用。其不仅对野生型痘苗病毒进行基因改造(敲除胸苷激酶 TK 和核酸还原酶 RR 基因),实现靶向溶瘤的作用,而且插入自杀基因 Fcu1,将 5－氟胞嘧转化为 5－氟尿嘧啶,实现靶向化疗的效果。T601 对多种恶性实体肿瘤,特别是消化道恶性肿瘤,具有良好的抗肿瘤活性。

第三章

分子靶向治疗与中医药抗肿瘤

一、中药多靶点效应

分子靶向药物按其作用位点分为单靶点药物和多靶点药物两大类。单靶点药物仅对于某一种分子或受体起拮抗、抑制作用，如吉非替尼、厄罗替尼仅对原癌基因 c-erbB1 的表达产物（EGFR）的酪氨酸激酶有抑制作用，贝伐珠单抗仅作用于 VEGF（血管内皮生长因子），而对其他因子无拮抗作用。多靶点药物则对多个传导途径或关键分子有抑制效应，如索拉非尼能够抑制 RAF-MEK-ERK 信号传导通路，对 VEGF、PDGF（血小板衍生因子）、c-Kit 等多种受体的酪氨酸激酶活性也有抑制作用。肿瘤的形成是一种多因素、多步骤、长期的过程，其影响因素和致病因子繁多，仅仅阻断其中一个环节无法彻底消除肿瘤，针对多个肿瘤形成因素采取相应的对策方可获得良效。肿瘤形成机制的多重性决定了多靶点联合阻断是靶向治疗的发展方向。无论单靶点还是多靶点药物，理论上均可与其他作用机制不同的靶向药物联合使用，协同增效。

研究证实，中药对肿瘤细胞是从多层面、多环节、多部位发挥作用的，显示出明显的"多靶点"效应。中药化学成分复杂，单味中药本身就含有多种活性成分，具有直接抑制、诱导分化和凋亡、下调端粒酶活性、抗血管生成、调节免疫等多重抗肿瘤作用。中医多用复方治病，复方中多味中药的有效成分多样，作用机制更为复杂。中药组方一般是根据不同证型，按照"君、臣、佐、使"的顺序来联合用药。其中"君"是针对主病、主证，起主要治疗作用；"臣"是协助主药，或针对兼病、兼证，发挥治疗作用；"佐"可协助主药治疗兼证，或消减主药烈性、毒性；"使"则引导各药到达疾病场所或调和各药的作用。

单味中药和中药复方含有多种有效成分，奠定了中药多靶点、多环节、多部位效应的物质基础，而中药的多性味、多归经和中药分子的多样性则显示了传统中药多靶点效应的固有特性。中药复方一定程度上可以看作是"多靶点"药物的联合使用，但并非简单的联合，而是在中药性味、归经、君臣佐使等理论基础上的有机组合。

二、中药靶向治疗肿瘤的基础研究

（一）抑制肿瘤新血管生成药物

抑制肿瘤血管生成是控制肿瘤生长和转移的重要途径之一。以抑制肿瘤新血管生成的相关因子为靶点的新血管生成抑制剂研究已成为当前基础和临床研究的热点。近年来，大量的临床和基础试验研究显示，许多中药及其有效成分、复方制剂都具有抗肿瘤转移和抗血管生成的作用。

（二）抑制肿瘤细胞增殖和诱导肿瘤细胞凋亡药物

人体正常细胞的内外环境在受到物理或化学等因素影响后，细胞微环境发生了改变，最终会造成人体局部组织细胞恶性增殖，凋亡减少，形成肿瘤，而细胞的增殖是受到细胞分裂周期监控点和各种酶类或蛋白来调节的。因此，影响肿瘤细胞增殖的各种酶类、受体或各类细胞因子成为了肿瘤靶向治疗药物的靶点。目前研究涉及到的因子主要有：表皮生长因子（EGF）及受体、黏着斑激酶（FAK）、凋亡抑制蛋白（IAP）、内皮祖细胞（EPCs）、肿瘤生长因子

(TGF-β)、凋亡执行因子(Caspase、Fas、Bax)和碱性成纤维细胞生长因子(bFGF、Her-2、NF-κB)等。

三、中医归经(引经)理论在肿瘤靶向给药中的应用

从现代研究分析,肿瘤临床治疗发展的最大障碍在于目前的治疗缺乏明确的靶向性,特别是化疗药物治疗,往往在抑制癌细胞的同时,给机体正常组织造成了巨大的伤害。随着肿瘤治疗观的改变,肿瘤患者的生活质量已成为衡量肿瘤疗效的关键。这一改变使靶向治疗概念成为肿瘤临床研究新的发展方向。从目前肿瘤临床研究看,肿瘤靶向治疗模式包括肿瘤物理靶向治疗(如射频消融、微波凝固、氩氦刀、光动力等),还包括肿瘤放疗靶向、肿瘤药物靶向治疗等。其中肿瘤药物靶向治疗与中医归经(引经)理论有着密切联系。

(一) 利用中药引经作用,强化化疗药物的靶向性

引经是归经与配伍的结合,是归经理论的进一步发展。清代名医吴鞠通在《医医病书》中言:"药之有引经,如人之不识路径者用向导也。"上述理论与现代肿瘤靶向制剂研究观点极为相似。现代药理研究也为这种相似观点提供了现代依据。典型实验是心经引经药冰片的研究。冰片味辛、苦,性微寒,归心、脾、肺经,《本草纲目》记载:冰片具有"通诸窍,散郁火"之功,为心经引经药。现代药理证实,冰片可增加顺铂、川芎、利福平等多种药物在脑内的浓度,从实验方面证实了冰片的靶向增强作用。肿瘤临床研究中,如果将归经引经理论应用于肿瘤靶向治疗中,合理地将中药引经药物与化疗药物有机结合,将会直接增强治疗药物在靶器官的浓聚,大大降低不良反应,增加治疗效果。

（二）根据中药归经引经理论，科学选择肿瘤用药

目前，临床中有许多中药抗癌制剂，但应用时普遍存在着盲目性，影响了临床疗效。如何提高这些药物的疗效，发挥中药制剂与化疗（或放疗）的协同作用，是中医药抗肿瘤临床研究的关键。中药制剂无论是单药成分还是复方成分，均存在着主药，这些主药的归经决定了制剂的作用靶点，所以根据中医归经引经理论和辨证论治原则，结合现代肿瘤靶向治疗观点，我们就可以合理选择中药抗癌制剂，达到理想的治疗效果。

第四章

中医药在恶性肿瘤免疫
治疗中的作用

　　中医学关于免疫的论述，最早见于明代医书《免疫类方》。其认为疾病的发生发展与机体阴阳平衡、正邪相争有着密切的关系。当阴阳平衡，机体免疫功能正常，则能与邪气抗争、祛除邪气，避免疾病的发生；若阴阳失衡、正气虚衰，或邪气亢盛、机体抵抗力下降、免疫功能紊乱、正气不足以卫外，则导致疾病的发生发展，这与现代医学对免疫的认识相同。另外，肿瘤免疫功能不仅与机体阴阳失衡有关，还与脾肾功能减退及气血津液输布失常等密切相关。脾肾功能的强弱是正气（元气）盛衰的关键，脾肾功能健运是机体免疫功能正常运行的基础。因此重视调理脾胃、调整阴阳平衡成为中医免疫治疗的重要指导理论，也是其重要组成部分。

　　近年来多项研究表明中医药在肿瘤免疫治疗中起着重要作用，其不仅可以通过调节免疫细胞因子及肿瘤免疫微环境而发挥抗肿瘤效应，而且与肿瘤免疫治疗联用还可以起到减毒增效的功能。

一、中药成分在肿瘤免疫中的应用

　　现代研究证实中药中多糖类、黄酮类、皂苷类等多种有效成分均可提高机体免疫水平，防止肿瘤增殖和扩散。

1. 多糖类

　　黄芪是常用补益正气的中药之一，黄芪的主要化学成分黄芪多糖能够抑制肿瘤生长,增强机体免疫应答,抑制癌细胞的侵袭和转移,与党参多糖联用可增加荷瘤小鼠外周血中 T 淋巴细胞亚群表达,提高肿瘤免疫应答。

茯苓多糖是茯苓的主要化学成分,现代药理研究表明茯苓多糖具有抗肿瘤、提高免疫力等作用,其能促进 T 淋巴细胞及 IgA、IgG、IgM 的合成,降低 IL-10 水平,进而调控机体免疫平衡。

2. 黄酮类

水飞蓟宾常用于抗炎、减轻化疗毒副反应等,其主要是从水飞蓟种子中提取的黄酮类成分。研究发现水飞蓟宾可以通过抑制免疫功能低下或合并严重免疫缺陷的小鼠中髓源性抑制性细胞数量的表达,进而调节肿瘤免疫。

白花蛇舌草中总黄酮成分可以通过调节机体免疫调节系统减轻免疫抑制小鼠的免疫抑制状态,进而发挥抗肿瘤作用。

3. 皂苷类

人参大补元气,人参皂苷为人参的主要成分,其可以促进抗原提呈细胞对肿瘤细胞的识别,提高 TNF-α、IL-6 的表达,进而增强抗肿瘤免疫功能。

盘龙参具抗肿瘤效用,其主要成分洛罗兰糖苷可以通过下调 Bcl-2 信号,抑制髓样细胞系的活性并促进其凋亡,从而为抗肿瘤的效果。

4. 其他

紫苏醇为二环双萜内脂类成分,其可调节肿瘤内环境,抑制肿瘤的生长,减少肿瘤的发生。

白术挥发油等多种成分能增强抗肿瘤的免疫作用,抑制多种肿瘤的增殖。

半枝莲是常用的抗肿瘤治疗药物之一,其可通过下调 Treg 细胞和 Th17 细胞改善荷瘤小鼠的免疫功能,抑制肿瘤细胞的生长。

二、中药复方在肿瘤免疫调节中的应用

中医认为肿瘤患者多为虚实夹杂之证。正所谓无虚不生癌，正气不足是癌肿发生的基础，痰、毒、瘀等多种致病因素相互错杂而致瘤，故治以扶正祛邪为主。张森等采用扶正消瘤方联合放射治疗食管癌患者，可提高 T 淋巴细胞亚群及免疫球蛋白水平，降低放射性食管炎等放疗相关不良反应的发生。有学者认为中晚期食管癌患者多为阴阳双虚之证，故在化疗的基础上予以具有补气、扶正、养阴、治癌作用的补益制癌饮，发现补益制癌饮可通过增加 CD3＋、CD4＋的表达等提高患者免疫功能，改善患者免疫抑制状态，调控肿瘤的进展，并降低骨髓抑制等化疗不良反应。

恶性肿瘤多以五脏阴阳气血虚损为主，肾、脾分别为人体先、后天之本，与免疫细胞的发育成熟及免疫功能的正常发挥等息息相关，脾虚可以导致患者细胞免疫及体液免疫降低，肾精肾气虚损常可致正气不足，故健脾补肾法是临床上常用于治疗肿瘤的另一指导原则。邵扣凤等采用参苓白术散联合化疗治疗晚期胃癌患者，并检测患者外周血炎性因子及免疫细胞水平，发现参苓白术散可通过提高 CD3＋、CD4＋T 细胞及 CD4＋/CD8＋T 细胞的比值水平，降低 CD8＋T 细胞水平，提高患者免疫功能，并可降低 TNF-α 及 IL-6 等炎性因子水平，改善患者炎性反应，提高化疗效果。周欢等通过对比温脾益肾方联合化疗与单纯化疗治疗脾肾阳虚型中晚期肺腺癌时发现，温脾益肾方能促进 Th2 细胞向 Th1 细胞分化，改善患者免疫功能及中医临床症状。

三、基于肿瘤微环境的中医药免疫治疗

中医对于肿瘤的形成存在着阴阳平衡和正邪相争等理论。《内

经》中写道:"正气存内,邪不可干"和"邪之所凑,其气必虚"。"正气"就相当于机体的免疫功能,当免疫防御、监视和清除等功能正常时,机体能够抵御肿瘤细胞的入侵;而当免疫细胞不足或肿瘤细胞发生免疫逃逸时,体内的"正气"无法战胜"邪气",肿瘤细胞就会增殖和迁移。《素问·宝命全形论》中写道:"人生有形,不离阴阳"。阴阳平衡是指阴阳相互调节,在对立中取得动态平衡,使机体能够识别"自己"和排除"异己"维持免疫功能的稳定。中医药通过作用于肿瘤微环境中的细胞或者细胞因子,重塑肿瘤免疫微环境,加强机体抗肿瘤免疫反应从而治疗肿瘤。

1. 肿瘤微环境中免疫细胞的中医药治疗

免疫细胞是肿瘤微环境的重要组成成分并在其中发挥免疫监视作用。其中主要的免疫细胞有 T 淋巴细胞、B 淋巴细胞、巨噬细胞、NK 细胞和树突状细胞。Zhang 等研究发现双氢青蒿素能够增加辅助性 T 淋巴细胞和 CD8 + T 淋巴细胞的比例,还能够减少促炎细胞因子的产生从而提高免疫系统的功能,为抗肿瘤的效果。徐健等发现益气逐瘀汤可以使 IL-2 和 IFN-γ 高表达,IL-6 和 IL-10 低表达,恢复 Th1/Th2 的平衡,增强 Th1 细胞抗肿瘤免疫活性,提高胃癌患者的免疫力,促使预后良好。

黄芪和党参可以刺激 DCs 表达的共刺激分子 CD80、CD8 和 CD40,提高 T 淋巴细胞和 B 淋巴细胞的抗肿瘤免疫能力,在抑制乳腺腺癌转移时发挥重要作用。从灵芝中提取出的一种多糖被发现可以通过 TLR4 增加 Th1 细胞的数量并增强 NK 细胞和 CTL 细胞的免疫毒性和杀伤力。由黄芪、苍术、八仙、丹参等组成的肺炎宁汤(FYN)在治疗 Lewis 肺癌时有较好的疗效。实验研究发现经 FYN 处理后的 Lewis 肺癌小鼠的脾脏和胸腺中调节性 T 细胞数量低于对照组,FYN 能够减轻机体的免疫耐受,加强抗肿瘤免疫。黄芪的主要成分黄芪甲苷能够促进 T 淋巴细胞分泌 IL-2 和 IFN-γ,促进

NK 细胞表达 Fas 和 IFN-γ，从而增强机体的免疫力，通常用作化疗的辅助药物。

2. 肿瘤微环境中肿瘤相关巨噬细胞的中医药治疗

肿瘤相关巨噬细胞（TAMs）是肿瘤微环境（TME）中最具特征的一种细胞，能构成 50% 的肿瘤肿块，在肿瘤的早期恶变到转移过程中发挥着积极作用。TAMs 能够加强肿瘤细胞侵袭转移、血管生成和细胞外基质重建的能力，被认为是抗肿瘤免疫的重要监测指标。TAMs 可以被极化为两种亚型：经典活化型巨噬细胞（M1）和交替活化型巨噬细胞（M2）。M1 型可以呈递抗原，促进 Th1 型免疫杀伤肿瘤细胞。然而，TME 中的大多数 TAMs 倾向于极化为 M2 型，M2 型巨噬细胞可以诱导 Th2 型免疫，为肿瘤的生长和侵袭提供支持。因此，研究人员正在致力于研究出将 TAMs 极化为 M1 型的免疫调节剂。

菌菇的提取物蘑菇 β-葡萄糖能够使 Lewis 肺癌小鼠肿瘤组织中 M1 型增加，M2 型减少，从而加强抗肿瘤免疫反应。黄芩的提取物黄芩甲苷可以诱导 TAMs 复极化为 M1 型，促进肿瘤中促炎细胞因子的产生，在小鼠肝癌模型中抑制肿瘤的生长。Pang 等研究显示，由桑叶、五味子、地黄和党参组成的补肺汤在体内外都能够抑制 IL-10 和 PD-1 的表达，缓解由非小细胞肺癌引起的临床症状。从菌类中提取出来的平菇碱提多糖通过 NF-κB 信号通路激活肿瘤相关巨噬细胞并增强其吞噬能力，使其发挥免疫功能并抑制肿瘤细胞的增殖。有报道一种协同化疗免疫疗法，将玛咖多糖（maca polysacchartde，MPW）及其衍生物（C-macapolysacchartde，C-MPW）与阿霉素作为免疫调节剂，共同治疗肿瘤，发现 MPW 和 C-MPW 通过 NF-κB、STAT1 和 STAT3 信号通路，将 TAMs 极化为 M1 型，发挥抗肿瘤免疫，抑制肿瘤侵袭并降低毒性反应。

3. 肿瘤微环境中细胞因子的中医药治疗

细胞因子具有直接抗增殖或促凋亡的能力,能够增加肿瘤微环境中免疫细胞的数量以及加强其溶细胞活性,间接抑制肿瘤进展。有研究发现 T 淋巴细胞表达两种不同的细胞因子,分为 1 型(Th1)和 2 型(Th2)。Th1 细胞是细胞免疫的效应细胞,通过分泌 IL-2 和 IFN-γ,发挥抗肿瘤免疫作用;Th2 细胞产生体液免疫相关细胞因子,包括 IL-4、IL-5、IL-6 和 IL-13 等参与抑制抗肿瘤免疫。

川芎嗪(tetramethylpyrazine)是中医药川芎的提取物,实验结果显示,经川芎嗪处理后,2 型细胞因子 IL-4、IL-6、IL-10 显著降低,而 IFN-γ、IL-2 等 1 型细胞因子显著升高。曲米草又叫作槐耳,是一种有效的肿瘤治疗辅助药物。它能促进 IFN-γ、IL-2 等免疫增强细胞因子的产生,抑制外周血免疫抑制细胞因子 IL-10 的分泌来发挥免疫调节作用。

Zhao 等研究发现柴胡皂苷 A 可以使 IL-12 和 IFN-γ 高表达,使 IL-4 和 IL-10 低表达,从而抑制乳腺癌细胞的增殖和侵袭。白术的主要化学成分白术多糖具有抗肿瘤、抗炎和免疫调节等作用。有研究发现其作用机制是白术多糖能够使 IL-2、TNF-γ、IL-6 和 IL-10 分泌增加,从而活化 T 淋巴细胞并增强其免疫功能。

4. 肿瘤微环境中免疫检查点的中医药治疗

免疫检查点在维持免疫稳态中起关键作用,通过抑制性抗体靶向作用于免疫检查点:细胞毒性 T 淋巴细胞相关蛋白 4(cytotoxic T lymphocyte-associated protein 4,CTLA-4)和程序性死亡蛋白 1(programmed death protein 1,PD-1)能够使癌症患者恢复免疫能力。PD-1/PD-L1 是肿瘤免疫抑制的重要组成部分,能够抑制 T 淋巴细胞的作用,增强肿瘤细胞的免疫耐受,从而实现肿瘤免疫逃逸。有研究发现葛根芩连汤和抗小鼠 PD-1 联合治疗可以显著增加外周血和肿瘤组织中 CD8＋T 细胞的比例,并促进 IL-2 的释放,从而提高免疫能力。安青等研究发现，虫草素能够抑制 PD-1 的表达，加强 CD4＋T 淋巴细胞杀伤肿瘤细胞的能力。CTLA-4 与 T 淋巴细胞上的共刺激分子 CD28 有相同的配体，且 CTLA-4 与配体结合力更强，可以抑制 T 淋巴细胞发挥作用。有调查显示，在食管癌和乳腺癌中 CTLA-4 的高表达与患者的预后密切相关。研究发现莪术的有效成分 β-榄香烯使 PD-1 和 CTLA-4 低表达从而清除人乳头瘤病毒，减少宫颈癌的发生。灵芝孢子粉多糖能够降低免疫检查点 PD-1、CTLA-4 的表达，而且当它与化疗药物紫杉醇联合使用时，疗效更显著还能缓解紫杉醇产生的毒副作用。

5. 肿瘤微环境中 CAFs 的中医药治疗

CAFs（cancer associated fibroblasts，肿瘤相关的成纤维细胞）是 IL-6、TGF-β、CXCL-12 等细胞因子和趋化因子的主要来源。CAFs 能够直接抑制免疫细胞的功能或诱导 M2 型肿瘤相关巨噬细胞和 Th2 细胞的产生，也能促进细胞外基质再生，上皮间质转化，和血管生成从而间接地抑制免疫反应。姜黄素是一种天然的多酚化合物，研究发现姜黄素通过靶向作用于 CAFs，使胰腺癌细胞侵袭能力下降。从玉竹中提取出的黄精多糖能够抑制前列腺癌中 CAFs 的生长，从而抑制肿瘤的迁移。Sipi 汤（Sipi soup，SPS）是由苦参、垂柳、桑树以及苦杏仁等的根皮水提物制成的，Zhou 等研究表明，SPS 通过抑制 CAFs 的激活以及降低 HIPK1-AS 的表达来阻止炎症进程，进而防止宫颈癌发展和转移。

四、免疫治疗时代对恶性肿瘤中西医结合治疗的思考

1. 肿瘤免疫治疗的突破性进展使得中医扶正祛邪的治疗理念从西医角度得到了完美诠释

扶正祛邪是中医治疗恶性肿瘤的最基本原则，其中扶正治法主

要针对各个脏腑气血阴阳虚衰给予对应的益气、养血、滋阴、温阳的药物治疗；而祛邪治法主要针对痰浊、瘀血、热毒，给予化痰散结、活血化瘀及清热解毒药物治疗。针对恶性肿瘤，常见的化痰散结、活血化瘀及清热解毒药物体外细胞实验以及体内动物实验研究结果提示，对肿瘤细胞的杀伤有限，因而有学者提出"癌毒"的概念进行研究。在临床治疗中有学者采取大毒的药物来以毒攻毒，直接杀伤肿瘤细胞，并围绕包括砒霜（三氧化二砷）、蟾酥（华蟾素）、斑蝥（斑蝥素、去甲斑蝥素）等在内的有毒中药开展了大量临床研究，并取得了丰硕的研究成果，使得中医扶正祛邪的治疗理念获得了学术界的广泛认同。

相比较而言西医包括手术、放化疗及靶向治疗等在内的治疗策略，均是通过直接杀伤肿瘤细胞，这与中医祛邪尤其是以毒攻毒的治疗理念不谋而合，然而很少兼顾机体自身的抗肿瘤能力。生物免疫调节剂如胸腺肽、细胞因子的非特异性免疫治疗药物多与手术、放化疗及靶向治疗联合应用，扮演着中医扶正理念的角色，但长期以来生物免疫调节剂的临床应用价值一直未得到业界的广泛认同，反而中医中药受到广大西医同道们的认同和追捧。中医药在恶性肿瘤手术、放化疗以及靶向治疗中发挥着重要的辅助作用，包括参芪扶正注射液、薏苡仁油、香菇多糖、人参皂苷、黄芪多糖等在内的中药提取物以及中成药得以研究开发并广泛应用于临床，形成了颇具中国特色的恶性肿瘤中西医结合治疗模式。诸多大型的Ⅲ期临床研究均证实了这一中西医结合治疗模式的价值，在提高患者生存期方面，中西医结合治疗较单纯的西医及中医治疗具有明显优势，更令人欢欣鼓舞的是多个临床研究结果表明，单纯中医治疗组的生存期比化疗组的生存期更长，显示出中医中药独特的治疗效果。但这些减毒增效、带瘤生存临床疗效如何获得现代医学抗肿瘤机制的阐释和证明，却一直困扰着所有的中医药研究人员，多靶点、多途径、免疫增强等是最被推崇广为接受的机制解释，但真正的作用机制和途径值得深入思考。

随着免疫逃逸、免疫监视机制研究的逐步推进，尤其是免疫检查点抑制剂为代表的特异性免疫治疗大放异彩，免疫治疗在肿瘤治疗中的作用重新被人们认识和接受。免疫抑制剂联合手术、放化疗、靶向治疗能进一步提高恶性肿瘤的治疗效果，因而中医扶正祛邪的治疗理念从西医角度得到了完美诠释，同时也为重新研究和阐明中医药治疗恶性肿瘤的作用机制打开了全新的视野。

2. 特异性免疫增强作用可能是中医药抗肿瘤的最主要作用机制

中医理论认为正虚邪实是恶性肿瘤的基本病机，扶正祛邪是中医治疗恶性肿瘤的基本大法。其中扶正一直是中医治疗的根本，大量的实验及临床研究均证实扶正药物（包括人参、黄芪等）可增强机体免疫功能，但基本都是起到非特异免疫增强作用，而相对于免疫检查点为代表的肿瘤特异免疫增强作用，其在肿瘤中的作用尚未被广泛承认和接受，一直处于辅助用药的地位。

中医理论中"痰、毒、瘀"等邪实与肿瘤的发生发展密切相关，化痰散结、清热解毒、活血化瘀等治法在临床上广泛应用，但相关实验研究提示相关药物的单体体外杀伤肿瘤的 IC_{50} 值均在 μmol 级别，相对化疗药物 nmol 级以及靶向药物 pmol 级的 IC_{50} 值相差甚远，说明驱邪的中药直接通过细胞毒作用治疗恶性肿瘤的力度有限。然而临床上有大量通过中药治疗恶性肿瘤获得长期生存的病例，并由大样本的临床试验证实中药联合化疗、靶向治疗，相较单用中药、化疗或者靶向具有更长的生存期,同时中药相较单用化疗生存期更长,提示现有的肿瘤细胞毒效应或者非特异性免疫增强效应,并不能完全阐明中医药治疗恶性肿瘤的相关机制。

免疫检查点抑制剂单用客观缓解率较低,在 20%～30% 左右,但有效患者生存时间长,有明显的拖尾效应,联合化疗、放疗及靶向治疗能进一步提高客观缓解率。这些临床的特点和中医药治疗恶性肿瘤的长期带瘤生存和减毒增效的作用特点十分的相似。因此,通过免疫级联反应环增强肿瘤特异性免疫效应,可能是中医药抗肿瘤的最主要作用机制。

3. 中医治疗恶性肿瘤的作用机制应该围绕肿瘤特异性免疫级联反应环开展深入研究

在肿瘤特异性免疫级联反应环中,中药扶正药物可以通过作用抗原提呈细胞、活化初始淋巴结以及增强效应 T 细胞活性等途径发挥作用,并有研究试从 PD-1/PD-L1 的表达水平来加以研究,提示增强肿瘤特异性免疫效应是扶正类中药抗肿瘤作用的重要机制,但研究尚待进一步深入。而有毒中药具有直接的细胞毒作用,可以直接导致肿瘤细胞死亡释放肿瘤抗原,启动肿瘤特异性免疫级联反应环。扶正药物与有毒中药在临床上大都联合使用,这种联合用药的协同作用是否与肿瘤特异性免疫级联反应环有关值得深入研究。

肿瘤免疫微环境是机体正邪相争的主要场所,亦是目前中医药抗肿瘤研究的热点。抑制性免疫细胞、肿瘤新生血管在形成肿瘤免疫抑制微环境、诱导免疫逃逸中发挥着重要作用。抑制性免疫细胞主要包括调节性 T 细胞、肿瘤相关巨噬细胞、骨髓来源的抑制细胞等,其中 Treg 细胞不仅在免疫抑制微环境中发挥重要作用,更是 PD-1/PD-L1 等免疫检查点抑制剂原发耐药和获得性耐药的重要原因。肿瘤新生血管形成的重要因子 VEGF 与肿瘤微环境中免疫抑制细胞相互作用，形成恶性循环促进了免疫抑制微环境的发生，临床上具有抗肿瘤血管生成药物（如贝伐珠单抗、仑伐替尼等）联合 PD-1/PD-L1 免疫检查点抑制剂在肾癌、肝癌、子宫内膜癌等诸多肿瘤中取得了良好疗效。已有研究表明肺癌患者中气虚证和血瘀证与 Treg 细胞的比例密切相关，益气活血治法治疗恶性肿瘤的机制是否与抑制 Treg 细胞和抑制肿瘤血管新生有关值得深入研究，同时鉴于活血化瘀药在临床使用中的争议，该研究方向的深入将为临床上使用活血化瘀药物提供有力的实验证据。

第五章

各　论

一、脑肿瘤

原发性脑肿瘤是指原发于脑组织的肿瘤,其中最常见的是脑胶质瘤。它是一种起源于神经胶质细胞的肿瘤,约占所有脑肿瘤和中枢神经系统肿瘤的 30%,以及所有恶性脑肿瘤的 80%。

中枢神经系统肿瘤 WHO(世界卫生组织)分类将脑胶质瘤分为Ⅰ～Ⅳ级。Ⅰ～Ⅱ级为低级别胶质瘤,常见的有毛细胞型星形细胞瘤、多形性黄色星形细胞瘤和室管膜巨细胞星形细胞瘤等;在恶性胶质瘤中,Ⅲ级为间变性星形细胞瘤,Ⅳ级为多形性胶质母细胞瘤。

脑胶质瘤具有高致残率、高复发率特征,严重威胁患者生命,影响患者生活质量,给患者个人、家庭乃至社会带来沉重的经济和心理负担。

该肿瘤以外科治疗为主,辅以放化疗及其他对症治疗。外科治疗是目前的主要治疗方法,治疗方案需要根据肿瘤部位、性质及患者的一般情况而定。对症治疗包括降低颅内压和抗癫痫治疗等。近年来,靶向免疫等治疗展现出一定的疗效,有待进一步探索。

(一)分子靶向治疗

脑肿瘤值得关注的靶点包括 VEGFR(血管内皮生长因子受体)、mTOR(哺乳动物雷帕霉素靶蛋白)、PI3K(磷酸肌醇‑3‑激酶)、GD2(双唾液酸神经节苷脂)、NTRK(神经营养因子受体酪氨酸激酶)等。

1. VEGFR

> **贝伐珠单抗(Bevacizumab)**　贝伐珠单抗是首个获得美国 FDA 批准的抗血管生成药物。

2007 年,贝伐珠单抗联合伊立替康治疗复发胶质母细胞瘤(GBM)的 II 期临床试验结果显示,所有 35 例患者的 6 个月无进展生存率为 46%,6 个月总生存率为 77%。美国 FDA 批准贝伐珠单抗用于治疗复发 GBM。

> **沙利度胺(Thalidomede)**　沙利度胺可用于神经胶质细胞瘤。

Marx 等报道,对 42 例复发性神经胶质细胞瘤患者应用沙利度胺治疗,在可评价疗效的 38 例患者中,2 例 PR(5%),16 例 SD(42%),中位生存期 31 周,1 年生存率为 35%。

2. mTOR

mTOR(mammalian target of rapamycin,哺乳动物雷帕霉素靶蛋白),是一个进化上高度保守的蛋白激酶,属于丝/苏氨酸激酶。它整合来自于营养、生长因子、能量和环境压力等外来信号对细胞的刺激,通过下游效应器,调节细胞生长、增殖、细胞周期、蛋白质合成及能量代谢。在多种代谢性疾病以及肿瘤发生发展中起重要调控作用。

> **依维莫司(Everolimus)**　依维莫司靶标是 mTOR 蛋白。通过抑制 mTOR 通路,阻止肿瘤生长,可用于室管膜下巨细胞星形细胞瘤(SEGA、脑肿瘤)。

3. PI3K

PI3K(磷酸肌醇-3-激酶)信号传导途径是人体细胞的中央控制机制之一。在超过 85% 的胶质母细胞瘤病例中,PI3K 途径是异常的。

> **Paxalisib(GDC-0084)**　Paxalisib 是一种能穿过血脑屏障的 PI3K/AKT/mTOR 通路小分子抑制剂。

2016 年美国基因泰克公司对 47 位晚期脑胶质瘤患者进行Ⅰ期临床研究,结果表明 GDC-0084 具有良好的安全性,并且疗效明确。

2020 年,Paxalisib 治疗多形性胶质母细胞瘤(GBM)的Ⅱ期研究,旨在评估手术切除和替莫唑胺放化疗后,paxalisib 作为辅助治疗的临床疗效。结果显示中位总生存期(OS)为 17.7 个月,中位无进展生存期(PFS)为 8.5 个月。

4. GD2

GD2 全称是双唾液酸神经节苷脂,是神经母细胞瘤中呈特异性表达的靶点,比例高达 100%。GD2 单抗为国内神经母细胞瘤患儿的治疗带来全新突破。

> **达妥昔单抗(Dinutuximab)**　达妥昔单抗为 GD2 单克隆抗体,用于治疗有高风险神经母细胞瘤的儿童患者。

> **Naxitamab-gqgk(Danyelza)**　是一种靶向 GD2 的人源化单克隆抗体,GD2 在各种神经外胚层肿瘤和肉瘤中高度表达,Danyelza 通过与肿瘤表面的 GD2 抗原结合,能够引发抗体介导的细胞毒性反应并激活免疫系统中补体系统,从而达到杀伤肿瘤的效果。

2018 年 8 月,美国 FDA 授予 Naxitamab 治疗复发/难治性高危神经母细胞瘤的突破性药物资格。2020 年 11 月 25 日，美国 FDA 审批 Naxitamab 联合粒细胞-巨噬细胞集落刺激因子(GM-CSF)治疗对既往治疗表现出部分缓解、轻微缓解或疾病稳定的复发/难治性高危神经母细胞瘤儿童(1 岁及以上)和患者。

5. NTRK

NTRK(neuro-trophin receptor kinase,神经营养因子受体酪氨酸激酶)，包含 NTRK1、NTRK2 和 NTRK3，该基因和其他基因发生融合突变，驱动肿瘤的发生。

NTRK 融合在脑肿瘤出现的频率在儿童和成人中差异较大，在 3%～40% 之间，多形性胶质母细胞瘤中最常见的是 NTRK2 融合。

> **拉罗替尼(Larotrectinib)**　2018 年 11 月拉罗替尼获美国 FDA 批准上市。2022 年 4 月 13 日，中国 NMPA 批准劳拉替尼用于治疗 NTRK 突变的实体瘤患者，包括 NTRK 基因阳性的中枢神经系统肿瘤。

2021 年 8 月 ASCO(美国临床肿瘤学会)大会，NAVIGATE 和 SCOUT 研究共入组 33 例 NTRK 阳性的中枢神经系统肿瘤成人和儿童患者，包括高级别胶质瘤 19 例、低级别胶质瘤 8 例、神经胶质瘤 2 例、神经上皮瘤 2 例、中枢神经系统神经母细胞瘤 1 例、小圆蓝细胞 SRBCT 瘤 1 例。结果表明：客观缓解率(ORR)为 30%，其中 9%(3 例)的患者为完全缓解；在具有可测量病灶的 28 名患者中，23 例(82%)为肿瘤缩小；中位随访 16.5 个月，中位 PFS 为 18.3 个月，12 个月中位无进展生存率为 56%，12 个月 OS 率为 85%。

6. CDK2/4/6

> **NUV-422**　NUV-422 是一款新型细胞周期蛋白依赖性激酶(CDK)选择性小分子抑制剂，NUV-422 对于 CDK2/4/6 均有良好的抑制效果，且具备很强的血脑屏障渗透能

力,在各类癌症以及颅内病灶的治疗中拥有良好的潜力。

2021年12月16日,美国FDA授予NUV-422快速通道资格,用于治疗恶性神经胶质瘤患者。

(二)免疫治疗

1. PD-1/L1抑制剂

帕博利珠单抗(Pembrolizumab) 针对复发性脑胶质瘤患者的研究性治疗。

一项纳入了35位患有复发性脑胶质瘤患者的研究,旨在评估帕博利珠单抗的疗效,这些患者中,16例在手术前接受了帕博利珠单抗,19例手术后接受帕博利珠单抗治疗,结果表明,手术后的患者平均生存期为228天,手术前接受免疫治疗的患者,平均生存期为417天。

2. CD47

SIRPα(信号调节蛋白α)是巨噬细胞表面的一种信号蛋白,CD47是其受体蛋白。CD47和SIRPα结合后,抑制巨噬细胞的作用。

CD47抗体Hu5F9-G4 斯坦福大学研究人员开发出CD47抗体Hu5F9-G4,能够阻断CD47蛋白与SIRPα的结合,从而阻断癌细胞发出的抑制信号,引发巨噬细胞对癌细胞的吞噬作用。

目前这个药物在动物体内被证明可以安全、有效地治疗五种恶性儿童脑瘤,分别是髓母细胞瘤(MB)、非典型畸胎样横纹肌样瘤(ATRT)、原发性原始神经外胚层瘤(PNET)、儿童胶质母细胞瘤(GBM)和弥漫型真性脑桥神经胶质瘤(DIPG)。

3. 疫苗

DCVax-L 疫苗 该疫苗通过将在患者手术期间切除的脑肿瘤组织裂解物与其体内的树突状免疫细胞组合起来,然后注入患者体内,激活 T 细胞攻击肿瘤。

2018 年 5 月 29 日,西北生物Ⅲ期中期数据表明:治疗胶质母细胞瘤疫苗可能会延长某些患者的长期生存期。

AV-GBM-1 疫苗 AV-GBM-1 是一种自体树突状细胞(DC)疫苗。

2020 年 AV-GBM-1 疫苗的Ⅱ期临床试验纳入的 57 例脑胶质细胞瘤患者 6 个月内接受 8 剂 AV-GBM-1 疫苗,中位无进展生存期为 10.4 个月,中位生存期尚未达到。

NeoVax 疫苗 NeoVax 是一种个性化的实验性疫苗,旨在识别癌症特异性蛋白,目前正在脑瘤、肾癌、黑色素瘤中开展临床试验。脑瘤Ⅰb 期试验数据表明中位无进展生存期可为 16.8 个月。

IGV-001 IGV-001 是一款针对多形性胶质母细胞瘤(GBM)的疫苗,由三部分组成:患者的肿瘤细胞、IGF-1R 反义寡核苷酸(IMV-001)、渗透室(bio-diffusion chamber,允许大分子渗出)。

在 2019 年美国癌症研究协会年会上,IMVAX 公司公布了 IGV-001 治疗 GBM 的Ⅰb 期临床试验的中期研究结果,结果显示:与接受标准方案的患者中位 OS 15 个月相比,IGV-001 治疗组的的中位 OS 延长了 7 个月,尤其在 MGMT(6-甲基鸟嘌呤-DNA 转移酶)基因甲基化的患者亚组中,中位 PFS 达到 30 个月。

> **VBI-1901**　　2020 年 VBI Vaccines 生物公司公布了其针对 GBM 的治疗型疫苗候选药物 VBI-1901 的Ⅰ/Ⅱa 期研究的临床试验数据,表明 VBI-1901 对疫苗应答的复发胶质母细胞瘤患者带来了总体生存获益。

4. CAR-T 治疗

CAR-T(chimeric antigen receptor T-cell lmmunotherapy,嵌合抗原受体 T 细胞免疫疗法),是近几年在临床肿瘤治疗上取得较好疗效的新型精准靶向免疫疗法。

> **靶点:EPHA2、HER2 和 IL13Rα2**
>
> 　　2020 年德克萨斯儿童医院和贝勒医学院的研究人员开发出一种能够将合适靶点的 CAR-T 细胞直接输送到脑脊液肿瘤周围,用以治疗脑瘤。此项研究共确定 3 个靶标:EphA2、HER2 和 IL13Rα2。这 3 种靶标都在髓母细胞瘤和室管膜瘤上表达,在正常发育的大脑中不表达。在对肿瘤大小、动物存活率进行 200 天的研究后发现,3 种 CAR-T 细胞的鞘内递送能够有效治疗小鼠模型中原发性、转移性和复发性髓母细胞瘤和颅后窝 A 室管膜瘤。

> **靶点:podoplanin(PDPN)**
>
> 　　名古屋大学研究小组发现,一种特殊的免疫细胞能够靶向肿瘤生长中的关键蛋白 podoplanin(PDPN),其能抑制脑癌发展。研究者据此成功设计了能够特异性靶向 podoplanin(PDPN)的 CAR-T 细胞疗法。研究人员发现,注射他们设计的 CAR-T 细胞到 79 只免疫缺陷的小鼠中,成功抑制了其中 60% 的小鼠成胶质细胞瘤的生长。

双靶点：HS-CD6 配合 HER2

T 细胞通过血脑屏障依赖于 T 细胞表面的配体分子和血管内皮细胞上的 ALCAM(白细胞活化黏附因子)、ICAM-1(细胞间黏附分子-1)和 VCAM-1(血管细胞黏附分子-1)等细胞黏附分子的结合。一旦 T 细胞与细胞黏附分子结合为"临界阈值",T 细胞就能够在血管内皮细胞之间迁移,从而离开血管进入大脑。而 ALCAM 与 T 细胞配体 CD6 的结合会阻断 T 细胞通过血管的进程。

在胶质母细胞瘤中,脑血管系统会过度表达 ALCAM,不表达或者很少表达 ICAM-1 和 VCAM-17。这一改变可能是为了阻止 T 细胞穿过血管进入脑瘤区,帮助肿瘤逃避 T 细胞的识别和抓捕。

研究人员对 T 细胞上的 CD6 配体进行改造,合成了"归巢 CD6"(homing-system CD6,HS-CD6),并使用逆转录病毒将合成的配体引入 T 细胞,他们发现,T 细胞表面的 HS-CD6 会增强 T 细胞与表达 ALCAM 的内皮细胞之间的黏附,从而促进迁移的发生,最终克服血脑屏障的"僵局"。

另外,为了确保进入大脑的 T 细胞能够靶向肿瘤组织,研究人员给 T 细胞安装了"CAR",并将这一抗原受体设计成能够与人类表皮生长因子受体 2(HER2,胶质母细胞瘤细胞产生的抗原)相结合,随后,他们以携带人胶质母细胞瘤的小鼠为模型,将改造的 T 细胞(携带 HS-CD6+CAR)注入小鼠大脑中,并监测小鼠的生存情况。结果在所有接受治疗的小鼠中,这一组合策略可以显著缩小肿瘤体积,同时表达 HS-CD6 和 HER2 特异性抗原受体的 T 细胞能够浸润胶质母细胞瘤。

5. NK(natural killer cell,自然杀伤)细胞

CYNK-001　对多形性胶质母细胞瘤有治疗潜力。

2019 年神经肿瘤学会年会上报道了一项临床前数据,显示了同

种异体、胎盘来源、低温保存的 NK 细胞疗法(CYNK-001)在多形性胶质母细胞瘤(GBM)中的治疗潜力。

EGFR 双靶向 CAR-NK 抑制胶质母细胞瘤生长。

大约50%的胶质母细胞瘤患者的肿瘤细胞表达野生型 EGFR(wt EGFR),在少数情况下同时表达 wt EGFR 和 EGFR Ⅷ突变体。EGFR 双靶向 CAR 靶向表达 EGFR 野生型和/或突变 EGFR Ⅷ的胶质母细胞瘤细胞。单次颅内注射 EGFR CAR-NK 细胞抑制了胶质母细胞瘤的生长。

6. 溶瘤病毒

Teserpaturev(G47) 用于治疗恶性胶质瘤。

2021年6月11日,日本第一三共公司宣布,溶瘤病毒疗法 Teserpaturev(G47)获得日本厚生劳动省的批准正式上市,这是全球首款获得批准治疗原发性脑瘤的溶瘤病毒疗法。

Teserpaturev 获批是基于东京大学针对复发性胶质母细胞瘤患者进行的单臂Ⅱ期临床试验的数据。这项研究对比了胶质瘤患者手术后进行放疗和化疗(替莫唑胺)的标准治疗基础上,增加3次 teserpaturev 治疗。结果显示,溶瘤病毒治疗组1年的生存率为92.3%(13例中有12例在治疗后生存长达1年以上),与标准治疗1年生存期15%相比,极大地提高了脑胶质瘤患者的生存率。

PVSRIPO 杜克大学癌症研究所完成了一项评估复发性恶性胶质瘤(MG)患者单次瘤内输注溶瘤性脊髓灰质炎/鼻病毒重组体(PVSRIPO)的Ⅰ期试验,接受治疗的患者2～3年生存率均为21%。

DNX-2401　　是一种改良的普通感冒病毒，可选择性靶向并杀死癌细胞。DNX-2401 和帕博利珠单抗治疗复发性胶质母细胞瘤的 Ⅱ 期 CAPTIVE 结果显示，联合治疗的中位 OS 为 12.5 个月。

（三）中医药在脑肿瘤靶向、免疫治疗中的作用

1. 中医药在脑肿瘤抗 EGFR 单抗治疗中的作用

表皮生长因子受体（EGFR）基因的过度表达和突变在胶质细胞瘤（GBM）的发生和治疗抵抗中起着重要作用。研究发现，榄香烯可提高靶向药物吉非替尼对胶质瘤细胞的敏感性。榄香烯联合吉非替尼治疗不仅可以通过 EGFR 抑制脑胶质瘤细胞的存活和增殖，而且可诱导较吉非替尼更明显的胶质瘤细胞的凋亡和自噬。

紫草素是中药紫草中提取的一种天然萘醌，可诱导人神经胶质瘤细胞凋亡和坏死。赵等人通过将厄洛替尼与紫草素或 14 种紫草素衍生物进行组合用于亲代和转染 EGFR 的 GBM 细胞中发现，紫草素可以剂量依赖性地抑制 EGFR 磷酸化和降低 EGFR 下游分子（包括 AKT、P44/42MAPK 和 PLCγ1）的磷酸化，并且紫草素与厄洛替尼组合表现出协同的细胞毒性。

雷公藤红素是一种来源于雷公藤的天然醌甲基化三萜。研究证实，雷公藤红素可以抑制小鼠体内人神经胶质瘤异种移植瘤的生长。Boridy 等通过雷公藤红素与替拉替尼联用，抑制了 HSP90 靶向蛋白毒性应激反应，增加了人胶质母细胞瘤治疗的敏感性。

研究结果表明中药单体联合靶向治疗可以起到增效作用，且两者组合可能是克服靶向治疗耐药性的潜在策略。

2. 中医药在脑肿瘤抗血管生成治疗中的作用

肿瘤细胞的生长及增殖离不开新生血管所供应的养分，因此通过抑制血管的生成，一定程度上能对肿瘤细胞产生杀伤效应。血管

内皮生长因子(VEGF),是一类对于血管新生有重要作用的关键性蛋白质,在促使肿瘤血管生成、促进肿瘤发生发展方面发挥重要作用。

张等人通过构建人脑胶质瘤细胞株 U87 皮下移植裸鼠模型,发现中药复方四味消瘤饮(莪术、龙葵、天龙、土茯苓)能抑制脑胶质瘤血管生成,其可能机制是通过上调内皮抑素和下调 VEGF 实现。另外,陈素红等将扶正消瘤方(人参、黄芪、夏枯草、半枝莲等)用于接种 C6 脑胶质瘤细胞的大鼠模型上,发现其可能通过降低胰岛素样生长因子- 1(IGF-1)、VEGF 等来抑制脑胶质瘤的血管生成,从而抑制肿瘤的增殖。

3. 中医药调节免疫细胞

免疫细胞及其分泌的细胞因子在脑胶质瘤发生发展过程中发挥重要作用。脑胶质瘤细胞能够自我合成、分泌多种抑制免疫细胞活性的分子,如转化生长因子- β(TGF-β)、前列腺素 E2、白介素- 10 等。单铁英等在大鼠药物实验的研究中发现,枸杞多糖、黄芪多糖、当归多糖这 3 种中药多糖可使荷瘤大鼠的外周血中免疫调节细胞 CD4＋T 细胞等的数量减少,血清 TGF-β 水平降低,并且一定程度上延缓脑胶质瘤的生长。

4. 中医药在免疫检查点抑制剂中的应用

目前已知的免疫检查点抑制剂主要为 PD-1 单抗、PD-L1 单抗及 CTLA-4 抑制剂等。研究发现,中医药可通过调控 CTLA-4 及 PD-1/PD-L1 的表达调节抗肿瘤免疫。雷公藤内酯醇是一种从中药雷公藤中纯化的天然化合物,章雷等报道雷公藤内酯醇可以抑制 PD-1/PD-L1 在胶质瘤细胞中的表达,逆转 T 细胞抑制(尤其是 CD4＋T 细胞),从而恢复 T 细胞对肿瘤细胞的敏感性和杀伤作用。

二、鼻咽癌

鼻咽癌(nasopharyngeal carcinoma,NPC)是一种鼻咽部黏膜上皮的恶性肿瘤,多发生于鼻咽顶壁及侧壁,尤其是咽隐窝,是具我国特征的常见恶性肿瘤之一。其以华南地区发病率最高,北方发病率较低,呈现人群易感现象,有明显的地区聚集性、种族易感性、家族高发倾向和发病率相对稳定的特点。

目前认为,NPC 的发生主要与 EB 病毒感染、遗传和环境等因素相关。同时,不健康的生活方式,如大量吸烟、食用腌制食品、空气污染等也可诱发该病的发生。NPC 非流行地区,发病率随年龄增长而增加,呈双峰分布:首峰以青少年和青壮年居多,次峰以＞65 岁居多;NPC 流行地区,30 岁后发病率增加,40～59 岁达高峰,随后下降。男女发病率比 2.75∶1。亚洲 NPC 似乎有疾病特异性的生存优势,与性别、诊断年龄、分级、TNM 分期和治疗无关;不同NPC 组织学亚型相关死亡风险有显著差异;年龄对生存影响显著,15～45 岁组 5 年生存率 72%,65～74 岁组仅 36%;通常女性预后优于男性。

目前放射治疗是鼻咽癌的唯一根治性治疗手段,化疗及靶向治疗的加入可进一步提高鼻咽癌的治疗效果。采用多学科、综合治疗的模式,有助于提高鼻咽癌患者的治疗效果和生存质量。

(一) 分子靶向治疗

1. 表皮生长因子受体(EGFR)

西妥昔单抗(Cetuximab)联合卡铂 亚太地区的一项国际、多中心、开放试验,共入组 60 例复发或转移性鼻咽癌患者,使用西妥昔单抗联合卡铂方案,DCR 为 60%,中位生存期为 8 个月,并显示出良好的安全性。

> **西妥昔单抗(Cetuximab)联合放疗**　用于头颈部肿瘤治疗。

Bonner 等进行的一项多中心随机临床研究,比较单纯放疗与放疗联合西妥昔单抗方案在头颈部肿瘤进展期的疗效,随访 45 个月,局部控制时间分别为 14.9 个月和 24 个月(局部复发和死亡危险比为 0.68,$P=0.005$),中位生存期为 20.3 个月和 49.0 个月(死亡危险比为 0.74,$P=0.03$),放疗联合西妥昔单抗方案显著延长了疾病进展时间(进展和死亡危险比为 0.70,$P=0.006$)。鉴于该项研究结果,美国 FDA 批准西妥昔单抗用于局部进展期头颈部肿瘤的治疗。

> **尼妥珠单抗(Nimotuzumab)联合放疗或化疗方案**
> 尼妥珠单抗能有效增强化疗敏感性或逆转常规化疗耐药性,抑制肿瘤细胞的增殖、侵袭和转移,尼妥珠单抗联合放疗或化疗治疗头颈部肿瘤可提高疗效。

2. 血管内皮生长因子(VEGF)

迄今多项临床研究探讨了抗血管生成药物联合放疗对局部晚期鼻咽癌的治疗效果。有报道重组人血管内皮抑制素联合放疗对比顺铂联合放疗对低危局部晚期(Ⅲ～ⅣA 期)鼻咽癌的治疗效果,结果表明重组人血管内皮抑制素联合放疗的疗效不劣于顺铂联合放疗的疗效,且安全性及患者依从性更优。

也有研究报道,抗血管生成药物贝伐珠单抗、阿帕替尼、安罗替尼联合放化疗或放疗对于局部晚期或复发转移性鼻咽癌具有一定的疗效,尚需进一步前瞻性临床研究验证。

(二) 免疫治疗

1. PD-1 抑制剂

2021 年 2 月 19 日,特瑞普利单抗获批用于治疗既往接受过二线及以上系统治疗失败的复发/转移性鼻咽癌患者。2021 年 4 月 29 日，卡瑞利珠单抗也获批用于治疗鼻咽癌。此外，帕博利珠单抗和纳武利尤单抗已被美国 FDA 批准用于晚期头颈部癌患者的治疗。

2. TILs

> **LN-145＋帕博利珠单抗**　LN-145 是基于自体肿瘤浸润淋巴细胞(TILs)研发的一款针对实体肿瘤的疗法。9 例 HNSCC 患者接受 LN-145 ＋ 帕博利珠单抗治疗，完全缓解率（CR）为 11.1％，ORR 为 44.4％，DCR 为 88.9％。

（三）中医药在鼻咽癌靶向、免疫治疗中的作用

1. 中医药在抗血管生成中的作用

雷公藤内酯醇(TPL)是一种来源于中药雷公藤的二萜类三环氧化物，具有多种药理作用，如抗炎、抗氧化和抗血管生成等。研究表明，TPL 可通过介导 phosph-p65 表达的下调显著降低 VEGF 蛋白表达，抑制鼻咽癌的血管生成。

2. 中医药调节鼻咽癌免疫功能

黄芪是"益气补虚、扶正固本"的要药。大量体内外实验及临床研究表明，黄芪多糖能提高网状内皮系统吞噬功能，增强 T 细胞、NK 细胞、LAK 细胞活力，促进白细胞介素-2、肿瘤坏死因子、干扰素等细胞因子的产生，介导多种体液及细胞免疫，并且具有明显抑制肿瘤细胞作用。研究发现，在鼻咽癌治疗过程中使用注射用黄芪多糖，治疗前后患者外周血 CD3＋、CD4＋、NK 淋巴细胞百分数及 CD4＋/CD8＋值明显增高，差异具有统计学意义，表明注射用黄芪多糖可明显增强 NPC 患者的细胞免疫功能。

三、口腔恶性肿瘤

口腔恶性肿瘤包括口唇、颊黏膜、舌前 2/3 处、硬腭、齿龈、口底及腮腺等部位恶性肿瘤。组织类型以鳞状细胞癌最为多见,占 90%～95%,少数为腺癌、腺性囊样癌、恶性混合瘤。恶性黑色素瘤、肉瘤和淋巴瘤亦有少数发生于口腔。

口腔恶性肿瘤主要采用以手术根治性切除为主的综合治疗原则,其他治疗方法包括放疗、化疗、免疫治疗、靶向治疗和中医治疗等。

(一) 分子靶向治疗

分子靶向治疗在口腔肿瘤的治疗方面的应用请参照本章"二、鼻咽癌(EGFR)"部分。

(二) 中医药在口腔恶性肿瘤靶向治疗中的作用

1. 中医药联合靶向增强抗肿瘤作用

青蒿素是从黄花蒿茎叶中所提取,双氢青蒿素(DHA)是青蒿素及其衍生物发挥活性的主要成分。研究表明,DHA 可以通过阻断 NF-κB 信号通路,使 COX-2、MMP-9 和 VEGF 表达减少,进而减少肿瘤血管生成,使肿瘤细胞侵袭能力下降。孙荣蔚等通过小鼠及体外实验探究 DHA 抑制头颈部肿瘤(特别是舌癌)的药效中发现,DHA 可以通过抑制 STAT3 来影响头颈部鳞状细胞癌(HNSCC)的生长,并且 DHA 和 EGFR 抑制剂奥希替尼联合作用于 HNSCC 时,两者具有显著的协同抑制作用。

EGCG 是绿茶中最丰富和最活跃的酚类成分。实验表明,EGCG 可以抑制受体酪氨酸激酶的活化,如 EGFR、胰岛素样生长因子-1 受体(IGF-1R)、血管内皮生长因子受体(VEGFR)及其下游效应物如 AKT 和 MAPKs 等。酪氨酸激酶抑制剂吉非替尼可降低口腔癌的转移能力。Zhang 等发现 EGCG 和吉非替尼联合治疗可以协同抑制 HNSCC 细胞转移和侵袭能力。而其中，EGCG 可能增强吉非替尼抑制体外 HNSCC 细胞中的 EGFR 磷酸化。以上结果表明，EGCG 在与吉非替尼联合应用时表现出协同的抗转移活性。

表皮生长因子受体（EGFR）在大部分喉鳞状细胞癌（LSCC）中高水平表达。然而西妥昔单抗作为一种抗 EGFR 单克隆抗体，其对头颈部鳞状细胞癌患者的临床疗效有限。冬凌草甲素（ORI）是从冬凌草中分离的一种天然、安全的贝壳烯二萜化合物。Cao 等前期研究发现 ORI 可以通过抑制 EGFR 磷酸化来抑制 LSCC 细胞系的生长。而在随后的体内外实验中，他们发现 ORI 联合西妥昔单抗可以显著抑制肿瘤组织中 p-EGFR 的水平，在 LSCC 细胞的生长抑制中发挥协同作用。另外，ORI 和西妥昔单抗的联合使用通过激活 ROS 介导的 JNK 通路，诱导细胞凋亡和 G2/M 期细胞阻滞，从而激发抗 LSCC 活性。由此可见，ORI 联合西妥昔单抗是治疗 LSCC 的潜在策略。

绿茶提取物（GTE）在抗 EGFR 中也具有重要作用。基础实验表明，GTE 能够抑制多种类型人口腔鳞癌细胞株的增殖。其中，GTE 主要通过影响 EGFR 和 Notch 信号传导通路来影响细胞周期相关蛋白表达水平的变化，导致细胞周期 S 期及 G2/M 期阻滞而发挥其抗肿瘤效应。

2. 中医药在抗血管生成中的作用

血管内皮生长因子（VEGF）能促进血管的形成，在肿瘤发生、发展过程中发挥重要作用。阻断 VEGF-VEGFR2 信号通路抑制血管异常增生是肿瘤靶向治疗的重要策略。李静等通过体外实验表明芦荟多糖与大黄素配伍能降低 SCC15 人舌鳞状癌细胞 VEGF 蛋白的高表达，从而起到抗肿瘤作用，并且其抗肿瘤作用随大黄素比例的增加而增强。

3. 中医药逆转靶向药物耐药

大多数肿瘤在治疗过程中对西妥昔单抗具有固有或获得性耐药。

和厚朴酚是厚朴中提取的一种化合物。Pearson 等在利用西妥昔单抗耐药的 HNSCC 患者来源的异种移植物（PDX）来建立 HNSCC 耐药模型中发现，和厚朴酚和西妥昔单抗联合治疗后，PDX 肿瘤的生长显著延迟，活性 MAPK、AKT 和 DRP1 信号传导随之下调。结果表明和厚朴酚可能是克服西妥昔单抗获得性耐药的潜在途径之一。

四、甲状腺癌

甲状腺癌（thyroid cancer）是内分泌系统和头颈部最常见的恶性肿瘤。过去的 30 年中，全球范围内甲状腺癌发病率大幅增加，成为十大恶性肿瘤之一。WHO 国际癌症研究机构发布的全球 185 个国家最新癌症负担数据显示 2020 年全球新发甲状腺癌 58.6 万例，位列第九位，其中女性 44.9 万例，位列第五位。我国 TC 同样增长迅速，2003—2012 年间平均每年增长 20.43%，国家癌症中心数据显示甲状腺癌发病位列所有恶性肿瘤第七位，位列女性肿瘤的第四位。欧美发达国家甲状腺癌 5 年生存率为 98.6%，我国年龄标准化 5 年相对生存率 84.3%。

甲状腺癌起源于甲状腺滤泡上皮细胞或滤泡旁细胞（又称 C 细胞）。滤泡细胞源性甲状腺癌包括乳头状癌（papil lary thyroid cancer，PTC，占所有甲状腺癌的 80%～85%）、滤泡状癌（follicular thyroid cancer，FTC，10%～15%）、低分化癌（poorly differentiated thyroid carcinoma，PDTC）和未分化癌（Anaplastic Thyroid Carcinoma，ATC，<2%）。滤泡旁细胞源性甲状腺癌即甲状腺髓样癌（medullary thyroid carcinoma，MTC），约占甲状腺恶性病变的 1%～5%。

甲状腺癌的治疗方案需根据疾病的分型、分期以及患者自身情况个体化制定。

PTC、FTC 的治疗以外科为主，辅以术管内分泌治疗、放射性核素治疗，某些情况下需辅以放射、靶向治疗。

　　MTC 以外科治疗为主，某些情况下需辅以放射、靶向治疗。

　　ATC 的治疗，少数患者有手术机会，部分患者行放疗、化疗可能有一定效果，但总体来说预后较差、生存时间短。

（一）分子靶向治疗

　　甲状腺癌的分子靶向治疗是目前研究的热点。2020 年 6 月 22 日，国内首个《甲状腺癌基因检测与临床应用广东专家共识》正式发布。建议通过基因检测精准诊断甲状腺癌、预判肿瘤复发/转移风险，实现个体化治疗方案的制定；同时，推荐伴有遗传背景的甲状腺癌及其家属进行基因检测筛查，以指导早期诊断、预防性甲状腺切除术和靶向药物的选择。

1. 多靶点

　　凡德他尼（Vandetanib）　　凡德他尼主要作用于肿瘤细胞靶点 RET，40％的散发性和 100％遗传性甲状腺髓样癌有 RET 基因的过表达。

　　2011 年美国 FDA 批准凡德他尼用于甲状腺髓样癌。凡德他尼治疗局部进展期或转移性甲状腺髓样癌的随机双盲对照试验，共入组 331 例患者，分别接受凡德他尼或者安慰剂治疗，中位随访时间为 24 个月，凡德他尼组的患者 32％发生了疾病进展，而安慰剂组 51％的患者疾病进展（$P=0.0001$；HR＝0.46；95％CI，0.31～0.69），其他次要终点，包括 DOR、生化反应，至疼痛加剧时间等，凡德他尼均显示明显优势。

　　舒尼替尼（Sunitinib）　　治疗甲状腺髓样瘤。

　　舒尼替尼治疗甲状腺髓样癌（MTC）Ⅱ期临床试验，入组 24 例患者，大部分患者（96％）只接受过手术治疗，少部分接受过放疗或化疗或联合治疗。结果显示，有 8 例患者部分缓解（33％），中位持续部分缓解时间为 41 周（25～119 周）；13 例患者疾病稳定（54％），中位持续疾病稳定时间为 34 周，中位 PFS 为 49 周（2～156 周），1 年的 PFS 率为 47％。

　　安罗替尼(Anlotinib)　安罗替尼为新型小分子多靶点酪氨酸激酶抑制剂,能抑制 VEGFR、PDGFR、FGFR、c-Kit 等激酶,具有抗血管生成和抑制肿瘤生长的作用。

　　2021 年 1 月 4 日,安罗替尼获国家药品监督管理局(NMPA)批准,单药治疗无法手术的局部晚期或转移性甲状腺髓样癌。

　　卡博替尼(Cabozantinib)　用于治疗 12 岁及以上的分化型甲状腺癌患者。

　　2021 年 8 月 5 日,美国 FDA 批准卡博替尼用于该适应症是基于Ⅲ期 COSMIC-311 试验的研究结果,卡博替尼能将患者疾病进展或死亡的风险降低 78%。

　　阿西替尼(Axitinib)　主要用于治疗局部进展期或转移性甲状腺髓样癌。

　　阿西替尼为多靶点的酪氨酸激酶抑制剂,抑制 VEGFR1、VEGFR2、VEGFR3,既能抑制血管生成,同时也能抑制 RAF 和 RET 激酶。

　　仑伐替尼(Lenvatinib)　用于治疗不能切除、局部晚期或转移的有症状或进展的甲状腺髓样癌。

　　仑伐替尼是一种酪氨酸激酶抑制剂,不仅抑制血管内皮生长因子受体 VEGFR1、VEGFR2、VEGFR3,还可以抑制 FGR1-4、PDGFRα、KIT及 RET。

2.　RET

　　RET 基因是一个原癌基因,位于 10 号常染色体长臂(10q11.2),包含 21 个外显子,编码 1 100 个氨基酸的酪氨酸激酶受体超家族

RET 蛋白。在正常神经元、交感神经和副交感神经节、甲状腺 C 细胞、肾上腺髓细胞、泌尿生殖道细胞、睾丸生殖细胞都有表达。

RET 基因是一个比较低频突变的基因，主要的突变形式是与其他基因发生融合，RET 蛋白活化后会激活下游的信号通路。

RET 基因突变是一种泛癌种的致病因素，RET 融合和突变发生在多种肿瘤类型中，在乳头状甲状腺癌发生率大约 10%，甲状腺髓样癌中超过 60%。

> **塞尔帕替尼（Selpercatinib）**　塞尔帕替尼专门针对 RET 融合突变，这款药物特异性靶向 RET 基因。

2020 年 5 月 8 日美国 FDA 批准塞尔帕替尼上市。目前获批的适应症为：①≥12 岁的患有全身性或复发性 RET 突变型甲状腺髓样癌 (MTC)；②≥12 岁且接受过全身治疗并且对放射性碘具有难治性的晚期或转移性 RET 融合阳性甲状腺癌的患者。

> **普雷西替尼（pralsetinib）**　第二款获批用于甲状腺癌的 RET 抑制剂，2020 年 12 月 2 日美国 FDA 批准普雷西替尼用于甲状腺髓样癌。

该批准基于 I / II 期 ARROW 试验的结果，研究中纳入了 143 例患者，包括既往接受过卡博替尼或凡德他尼中任何一种或两种药物治疗的患者(55 例)，以及初治的患者(88 例)。在经治患者中，普雷西替尼治疗的 ORR 为 69%，其中 76% 的患者缓解持续超过 6 个月；在初治患者中，ORR 为 73%，其中 61% 的患者缓解持续超过 6 个月。

在放射性碘难治的患者亚组研究结果中，曾接受过全身治疗的患者 ORR 为 79%，其中 87% 的患者缓解持续超过 6 个月；在仅接受过放射性碘治疗的患者中，ORR 为 100%，其中 75% 的患者缓解持续超过 6 个月。

3. NTRK

若患者 NTRK 融合基因突变,可行拉罗替尼等治疗。

(二)中医药在甲状腺癌靶向治疗中的作用

1. 中医药在抗 EGFR 中的作用

甲状腺癌发病与 EGFR-PLC-γ1-P-tyr-PKCα 信号传导增强密切相关。宋等研究证实理气化痰活血方及其拆方和益气养阴清热方及其拆方,通过不同程度抑制 TPC-1 细胞 EGFR-PLC-γ1-P-tyr-PKCα 信号转导各蛋白表达水平发挥抑制甲状腺癌细胞增殖的作用。

2. 中医药在甲状腺癌抗血管生成治疗中的作用

血管生成是肿瘤生长以及转移扩散的先决条件。血管内皮生长因子(VEGF)是肿瘤血管形成的重要因素,HIF-1α(缺氧诱导因子 HIF-1α)是 VEGF 的上游信号分子,VEGF 可能通过 HIF-1α 的失活而被抑制。朝鲜白头翁提取物(PKE)已被广泛用作抗炎药,Byung 等通过探究 PKE 与未分化甲状腺癌(ATC)细胞生长之间的关系发现,PKE 通过 HIF-1α 抑制 VEGF 表达,直接靶向内皮细胞抑制血管形成和迁移,具有很强的抗血管生成特性。

五、肺癌

原发性支气管肺癌,简称肺癌(lung cancer),是全球疾病负担最重的恶性肿瘤之一。全球癌症流行统计数据显示,2020 年全球范围内肺癌估计新发病例约 220.7 万例,约占所有癌症病例的 11.4%,为第 2 常见恶性肿瘤。2020 年全球范围内肺癌估计死亡 179.6 万例,约占所有癌症死亡病例的 18%,在所有恶性肿瘤死亡顺位中排第 1 位。肺癌是全球男性癌症发病和死亡的主要原因,女性肺癌的发病率仅次于乳腺癌和结直肠癌,死亡率仅次于乳腺癌。男性肺癌发病率和死亡率均高于女性,大约是女性的 2 倍。

全球肺癌的流行存在极大的地理分布和人群分布差异,肺癌在大洋洲、北美、欧洲发病率较高。中南亚部分地区以及非洲大部分地区的发病率相对较低。

中国肺癌疾病负担沉重,全球超过三分之一的肺癌发病和死亡发生在我国。根据国家癌症中心发布的肿瘤登记数据显示,2015 年我国预计新发肺癌 78.7 万例,发病率为 57.26/10 万,其中男性 52.0 万例,女性 26.7 万例;肺癌发病率在中国男性恶性肿瘤中位居第 1 位,在女性中位居第 2 位。肺癌死亡 63.1 万例,死亡率为 45.87/10 万,其中男性 43.3 万例,女性 19.7 万例;肺癌在中国男性、女性人群中均为死亡率最高的恶性肿瘤。我国肺癌的发病率和死亡率均为男性高于女性,与国外分布类似。肺癌发病率和死亡率均随年龄增长而升高,并在 80-84 岁组达峰值。值得关注的是,中国肺癌自 20 世纪 90 年代以来呈现持续上升态势。

肺癌是预后较差的恶性肿瘤之一。基于全球 71 个国家肿瘤生存数据显示,目前肺癌 5 年生存率仅为 10%～20%。尽管过去几十年中,我国肺癌的诊疗水平取得了长足进步,但目前生存率仍然较低。基于人群肿瘤登记处生存率结果显示,2012-2015 年,我国肺癌 5 年生存率仅为 19.7%,在所有恶性肿瘤中排名倒数第 4 位,与 10 年前相比略有上升。

肺癌是指原发于支气管黏膜、腺体、肺泡上皮的恶性肿瘤,是最常见的肺部原发性恶性肿瘤。根据组织病理学特点不同,可分为非小细胞癌(NSCLC)和小细胞癌(SCLC)。

肺癌的治疗应明确其病理类型、临床分期,对患者整体状态进行全面评估,选择多种方法综合治疗。SCLC 较早发生转移,主要依赖化疗或放疗;NSCLC 常为局限性病变,多进行外科手术,联合放化疗。

肺癌的靶向治疗和免疫治疗是癌症精准治疗最重要的两个支柱,在肺癌领域的发展都比较成熟。肺癌的精准治疗,在于基因检测先行,针对不同分子变异类型,选择不同的治疗方案,从而达到靶向精准治疗的目的。

（一）NSCLC 的分子靶向治疗

NSCLC（非小细胞肺癌）驱动基因突变，是非小细胞肺癌发生的主要原因之一。导致肺腺癌突变的驱动基因 70%～80% 已被发现，包括 EGFR（10%～35%）、K-ras（15%～25%）、ALK（3%～7%）、Her-2（2%～4%）、ROS1（1%～2%）、BRAF（1%～3%）、RET（1%～2%），以及 AKT1（1%）、MEK1（1%）、NRAS（1%）、PIK3CA（1%～3%）等。

1. EGFR（epidermal growth factor receptor，ErbB-1 或 HER1，表皮生长因子受体）

EGFR 为非小细胞肺癌最常见的驱动基因，主要发生在肺腺癌、亚裔、非吸烟及女性患者中，国内患者突变率为 30%～40%，在肺腺癌中更是高达 60%，无吸烟史者比例高达 50%～60%。EGFR 突变有几十种亚型，最常见的突变发生于激酶域 18～21 外显子。EGFR 外显子 19 缺失（Ex19del）和外显子 21（L858R）突变是最常见的突变类型，占 90%，称为经典型突变；10% 为外显子 18 和 20 的突变，称为罕见突变。

第一代 EGFR-TKIs　获批药物有吉非替尼、厄洛替尼、埃克替尼等。

第一代 EGFR-TKIs 化学结构上有相同的喹唑啉母环，主要通过与 ATP 竞争性结合的方式，抑制了细胞的 EGFR 蛋白功能，主要针对 EGFR 19 号外显子缺失和 21 号外显子点突变。这类药物与靶点的结合方式是可逆性结合，入脑性差，耐药风险高，通常连续用药 1 年左右发生耐药。

> **吉非替尼（Gefitinib）**　一线治疗 EGFR 外显子 19 缺失或外显子 21(L858R)突变转移性 NSCLC 患者。

> **厄洛替尼(Erlotinib)**　　一线治疗 EGFR 19 号外显子缺失或 21 号外显子突变的转移性 NSCLC。
>
> **埃克替尼(Icotinib)**　　埃克替尼主要用于 EGFR 外显子 19 缺失或外显子 21 突变(L858R)的局部晚期或转移性 NSCLC 的治疗。

2021 年 6 月 3 日,NMPA 批准埃克替尼片用于 EGFR 基因敏感突变的 NSCLC 患者术后辅助治疗。该适应症获批是基于 EVIDENCE 研究结果,埃克替尼术后辅助治疗无病生存期比化疗翻倍(46.95 个月 vs 22.11 个月),3 年无病生存率同样翻倍(63.88% vs 32.47%)。

第二代 EGFR-TKIs　　获批药物有阿法替尼、达克替尼等。

第二代 EGFR-TKIs 药物在化学结构做出了改进,除竞争性地与 EGFR 上 ATP 结合位点可逆地结合外,还能与 EGFR 特有的氨基酸残基发生烷基化作用或共价键结合,即不可逆的结合,疗效更好,耐药风险更低。

> **阿法替尼(Afatinib)**　　阿法替尼 2013 年 7 月 12 日获 FDA 批准上市,适应症为 EGFR 外显子 19 缺失、或外显子 21 突变(L858R)的 NSCLC 的一线治疗。对于 EGFR 罕见突变疗效亦较好。

> **达可替尼(Dacomitinib)**　　达可替尼是第二代 EGFR-TKIs,与 EGFR、ErbB2 和 ErbB4 不可逆共价结合,是一种泛 HER 抑制剂,可抑制所有 ErbB 家族成员的信号传导。

2019 年 5 月 15 日,达克替尼在中国获批上市,适应症为一线治疗 EGFR 外显子 19 缺失或外显子 21(L858R)突变转移性 NSCLC 患者。

第三代 EGFR-TKIs 获批药物有奥希替尼、阿美替尼和伏美替尼等。

第三代 EGFR-TKIs 药物针对一、二代耐药突变者疗效显著,不良反应更少。它除了靶向最常见的耐药突变 T790M,对于常见的 EGFR 突变类型,如外显子 18、19、21 的突变,均有很好的治疗效果。

> **奥希替尼(Osimertinib)** 用于转移性 EGFR-T790M 突变阳性 NSCLC 患者治疗。

2017 年 3 月 30 日,美国 FDA 批准奥希替尼,适用于 EGFR 酪氨酸激酶抑制剂(TKIs)治疗后疾病进展的患者。

2018 年 4 月 18 日,美国 FDA 批准奥希替尼作为 EGFR 突变的 NSCLC 一线治疗。

2020 年 12 月 19 日,奥希替尼获批 Ⅰb-Ⅲa NSCLC 期术后辅助治疗的适应症。

> **阿美替尼(Almonertinib)** 全球第二个上市的第三代 EGFR 抑制剂,用于治疗转移性 EGFR T790M 阳性 NSCLC 患者的治疗。

2021 年 12 月 16 日,中国 NMPA 批准阿美替尼用于一线治疗 EGFR 外显子 19 缺失突变或外显子 21 突变(L858R)的局部晚期或转移性 NSCLC。

> **纳扎替尼(Nazartinib)** 治疗 EGFR-T790M 突变阳性的 NSCLC。

2016 年 5 月在韩国获准使用。一项开放标签的 1/2 期多中心临床研究,纳入携带 EGFR 敏感突变,经过一代/二代 EGFR-TKIS 治疗后耐药且携带 T790M 突变的患者。结果显示:整个研究队列的 ORR 为

51%,所有剂量组的患者均观察到 CR 或 PR 的发生。

2018 年 ESMO 大会上公布了 II 期临床研究的有效性和安全性数据。试验共纳入 45 例 EGFR 21 外显子 L858R(＋)或/和 19 外显子突变的晚期初治 NSCLC 患者,接受口服纳扎替尼(150mg,1 次/d),亚洲患者占了 62%。试验的 ORR 为 64%(29 例),其中 1 例为 PR,DCR 为 93%;6 个月 DOR 率为 91%、PFS 率为 83%、OS 率为 95%。

> **奥瑞替尼(Oritinib)**   一种口服、高选择性 EGFR-TKIs,选择性地靶向致敏 EGFR 突变和 EGFR-T790M 突变。

2021 年 9 月世界肺癌大会(WCLC)发布,周彩存教授牵头的奥瑞替尼在先前使用 EGFR-TKIs 治疗后具有 T790M 突变的晚期 NSCLC 患者中显示出潜在的临床益处。

> **伏美替尼(Furmonertinib)**   治疗 EGFR-T790M 突变阳性的局部晚期或转移性非小细胞肺癌(NSCLC)患者。

伏美替尼于 2021 年 3 月在国内获批上市。

ALSC003 研究结果显示,伏美替尼治疗 EGFR-T790M 突变的非小细胞肺癌患者,ORR 73.6%,中位无进展生存期 7.6 个月,预估 6 周 DCR 为 87.3%,12 周 DCR 82.3%。

2021 年 ESMO 大会上公布的伏美替尼治疗 ex20ins 的缓解率为 70%,DCR 达 100%。

> **拉泽替尼(Lazertinib)**   用于治疗既往接受过 EGFR-TKIs 治疗的 EGFR-T790M 突变阳性局部晚期或转移性非小细胞肺癌患者的治疗。

拉泽替尼为 2021 年 1 月 18 日被韩国食品药品管理局(MFDS)批

准。拉泽替尼Ⅰ/Ⅱ期临床试验（YH25448-201），在第一代或第二代 EGFR-TKIs 治疗后出现疾病进展的 162 例 T790M 阳性 NSCLC 患者中，客观缓解率为 59%，中位无进展生存期 10.9 月。

第四代 EGFR-TKIs 第四代药物包括 BLU-945、EAI045、U3-1402、TQB3804 等。可以克服奥希替尼的耐药靶点 C797S 突变。

针对三代 EGFR-TKIs 靶向药耐药，全球的目光都聚焦在第四代 EGFR-TKIs 上，目前初现曙光的药物，包括 EAI045、BLU-945、TQB3804、U3-1402 等，可克服 EGFR C797S 等突变。

> **BLU-945** 第四代 EGFR-TKIs，可有效抑制携带激活的 L858R 或外显子 19 缺失突变以及获得性 T790M 和 C797S 突变的三重突变 EGFR。

2022 年 AACR 大会上，BLU-945 最早开展的 SYMPHONY 研究，截至 2022 年 3 月 9 日，33 名 EGFR 突变 NSCLC 患者接受了 5 种不同剂量的（范围：25～400 mg，次/d）BLU-945 治疗。其中 79% 的患者之前接受过至少三线系统治疗，97% 的患者都接受了奥希替尼的治疗。

结果显示：①安全耐受性良好，BLU-945 在所有剂量下都具有良好的耐受性。②抗肿瘤活性强，肿瘤明显缩小。在经过大量预处理的患者中，较高剂量的 BLU-945 抗肿瘤活性更强。在接受每日 1 次 200～400 mg 治疗的患者中观察到肿瘤缩小。

> **Patritumab Deruxtecan（U3-1402）** Her3 抗体偶联体药物，治疗机理是通过 U3-1402 与 Her3 蛋白结合，将携带的治疗性药物送入肿瘤细胞内，以杀死肿瘤细胞。

该药靶向 HER3 靶点，由于在 57%～67% 的 EGFR 突变患者中都发现到了不同水平的 HER3 表达，因此 U3-1402 可解决奥希替尼耐药的难题。

2021 年 12 月 23 日，FDA 授予 U3-1402 用于治疗接受第三代 EGFR-TKIs 及铂类药物治疗期间或之后疾病进展的 EGFR 突变局部晚期或转移性非小细胞肺癌患者。

2021 年 ASCO 年会公布的部分研究结果，Patritumab Deruxtecan 治疗曾经接受过靶向治疗（EGFR-TKIs）及铂类化疗的患者，DCR 为 72%，中位无进展生存期为 8.2 个月。其中，在 44 例曾经接受过奥希替尼及铂类化疗的患者当中，Patritumab Deruxtecan 方案的 ORR 为 39%，DCR 为 68%，中位无进展生存期 8.2 个月。

TQB3804　为第四代 EGFR-TKIs，能克服 3 代 TKIs 耐药后产生的两大类常见三重突变（19del/T790M/C797S，L858R/T790M/C797S）。

EAI045　针对 T790M 和 C797S EGFR 突变的第四代变构抑制剂。

在小鼠模型中与西妥昔单抗联合使用显示出疗效，有效率接近 80%。EAI045 上市后可用于一代药物耐药且有 T790M 突变的病人，或者用于奥希替尼耐药且有 C797S 突变的患者。

耐昔妥珠单抗（Necitumumab）　是一款大分子药物，靶向癌细胞表面的 EGFR 受体。

2019 年 ASCO 大会上，耐昔妥珠单抗＋奥希替尼联合用药，治疗各类 EGFR-TKIs 耐药的患者均获得不错的疗效。其中，联合方案治疗第一、二代 EGFR-TKIs 耐药的患者，ORR 为 29%；治疗第三代 EGFR-TKIs 耐药的患者，ORR 为 13%；治疗 T790M/C797S 双突变的患者，ORR 为 50%。

2. EGFR ex20in(EGFR 外显子 20 插入突变)

EGFR ex20in 是 EGFR 突变中的一种亚型,占 EGFR 突变 NSCLC 的 4.8%,占总体 NSCLC 患者的 2.3%,多发生于亚裔、女性、非吸烟、腺癌人群。对于各类 EGFR-TKISs 均不敏感,预后很差。

2021 年,Amivantamab、Mobocertinib 被 FDA 批准,用于 EGFR 外显子 20 插入突变的非小细胞肺癌患者。此外,伏美替尼、CLN-081 药物对 EGFR ex20ins 亦有疗效。

> **Amivantamab** 新型 EGFR/c-Met 人源化双特异性抗体,适应症为在含铂化疗期间或之后病情进展的局部晚期或转移性 EGFR 外显子 20 插入突变的非小细胞肺癌患者。

体内和体外研究显示,Amivantamab 与 EGFR、MET 受体分别结合,使 EGFR 和 MET 内吞,并经溶酶体途径降解,在 EGFR 20 外显子插入突变模型中,引起 EGFR 和 MET 表达降低,抑制下游信号通路。肿瘤细胞表面存在 EGFR 和 MET 时,Amivantamab 通过免疫效应细胞,比如 NK 细胞的抗体依赖的细胞介导的细胞毒作用(ADCC)和巨噬细胞的胞吞作用来杀伤肿瘤细胞。

CHRYSALIS 试验旨在评估 Amivantamab 对于含铂双药化疗期间或之后进展的 EGFR 20 外显子插入突变晚期或转移性 NSCLC 患者的疗效,81 例患者中 95% 为腺癌,46% 接受过免疫治疗,结果显示完全缓解率 3.7%,部分缓解率 36%,客观有效率 40%,中位缓解持续时间 11.1 月,中位无进展生存期 8.3 个月,中位总生存期 22.8 个月。

> **莫博替尼(Mobocertinib)** 一款小分子 EGFR/HER2 抑制剂,适应症为在铂类化疗后进展 EGFR 外显子 20 插入突变的局部晚期或转移性 NSCLC。

　　2020 年 4 月 28 日，AACR 年会报道了 I / II 期临床试验的结果，28 例可供评估的 EGFR 20 外显子插入突变经治 NSCLC 患者，客观缓解率(ORR)为 43%，中位无进展生存期为 7.3 个月。2021 年，美国 FDA 正式批准 Mobocertinib 上市。

> **伏美替尼(Furmonertinib)**　　用于治疗 EGFR-TKIs 耐药的患者(T790M 突变患者)，且对 EGFR ex20ins 突变患者的治疗也有一定的疗效。

> **CLN-081(TAS6417)**　　是一款泛突变的选择性 EGFR 酪氨酸激酶抑制剂。

　　2022 年 1 月 5 日，FDA 授予 CLN-081(TAS6417)突破性疗法，用于治疗前期曾经接受过铂类化疗 EGFR 外显子 20 插入突变(ex20ins)的局部晚期或转移性非小细胞肺癌患者。

3. ALK

　　ALK(anaplastik lymphoma kinase，间变性淋巴瘤激酶融合基因)，最常见的融合伴侣是 EML4-ALK。在 NSCLC 的发生率为 3%～7%，东方人群约为 4.1%，欧美人群约为 2.5%，中国高达 5.3%。

　　FDA 批准用于 ALK 突变非小细胞肺癌患者的靶向治疗药物共有 5 款：克唑替尼、色瑞替尼、阿来替尼、布加替尼、劳拉替尼。

第一代 ALK 抑制剂

> **克唑替尼(Crizotinib)**　　是一款 ALK/ROS1 抑制剂。

　　2011 年 8 月在美国获批用于治疗 ALK 突变的 NSCLC 患者，2016 年 3 月又获批用于治疗 ROS1 阳性 NSCLC 患者。

克唑替尼治疗 ALK 融合基因重排阳性的晚期 NSCLC,有效率为
65%～74%,PFS 可达 7.7～10.9 个月。克唑替尼一线治疗 ROS1 阳
性非小细胞肺癌患者 ORR 85.7%,中位无进展生存期 19.3 个月,中
位总生存期 51.4 个月。

第二代 ALK 抑制剂

> **色瑞替尼(Ceritinib)**　用于治疗 ALK 阳性、克唑替
> 尼治疗后病情进展或不能耐受不良反应的转移性 NSCLC
> 患者。

2014 年 4 月 29 日,美国 FDA 批准第二代 ALK 抑制剂色瑞替尼
上市。

2017 年 5 月 26 日,美国 FDA 批准色瑞替尼用于 ALK 阳性转移性
NSCLC 的一线治疗。

> **布加替尼(Brigatinib)**　布加替尼为一种新型的第二
> 代 ALK 和 EGFR 双重抑制剂,可强效抑制 ALK 的 L1196M
> 突变和 EGFR 的 T790M 突变。

2017 年 4 月 28 日,获美国 FDA 批准上市,用于治疗在克唑替尼
治疗后病情出现进展或不耐受的 ALK 阳性的局部晚期或转移 NSCLC
的患者。2020 年 5 月 23 日,FDA 批准用于 ALK 阳性的转移性 NSCLC
患者的一线治疗。

> **阿来替尼(Alectinib)**　是美国罗氏制药公司研发的
> 第二代 ALK 抑制剂。

2015 年 12 月,首先被 FDA 批准作为克唑替尼耐药后的治疗选

择。两项针对阿来替尼二线治疗 ALK 阳性 NSCLC 患者的临床研究显示,阿来替尼治疗克唑替尼耐药的肺癌患者的客观缓解率为 44%,中位无进展生存期为 11.2 个月。对于出现脑转移的患者,颅内应答率为 61%。

2017 年 11 月,FDA 又批准阿来替尼作为 ALK 阳性患者的一线用药,阿来替尼对比克唑替尼一线治疗 ALK 阳性的肺癌患者的Ⅲ期临床试验显示,阿来替尼相比克唑替尼可显著降低疾病进展或死亡风险57%,mPFS 为 34.8 个月。

第三代 ALK 抑制剂

劳拉替尼(Lorlatinib)　是一种新型、可逆、强效小分子 ALK 和 ROS1 双靶点抑制剂,可抑制克唑替尼耐药的 9 种突变,对二代 TKIs 药物耐药后仍有较高的有效性,透过血脑屏障能力较强。

2018 年 11 月 2 日,FDA 批准劳拉替尼用于克唑替尼和至少一种其他 ALK 抑制剂(阿来替尼、色瑞替尼)治疗后进展的 ALK 阳性转移性 NSCLC 患者。2021 年 3 月 3 日,FDA 批准劳拉替尼用于 ALK 阳性NSCLC 的一线治疗。

劳拉替尼在中国的临床试验数据显示,仅接受过克唑替尼治疗的患者,接受劳拉替尼治疗的 ORR 为 70.1%,完全缓解率 11.9%;基线存在脑转移的患者,颅内病灶的 ORR 为 80.6%,完全缓解率为52.8%。而接受过其他 ALK 抑制剂治疗的患者,接受劳拉替尼治疗的 ORR 为 47.6%。

此外,NCCN 指南推荐,劳拉替尼用于初始治疗后疾病进展的ROS1 突变阳性 NSCLC 患者,客观缓解率为 62%,疾病控制率为90%,中位无进展生存期 21 个月,中位疾病控制时间 25.3 个月。

第四代 ALK 抑制剂

第四代 ALK 抑制剂可克服多种 ALK 耐药突变,尤其是 SFM G1202R 和复合突变 L1196M/G1202R,目前 TPX-0131、NUV-655 正在研发中。

> **NUV-655** 为第四代 ALK/ROS1 酪氨酸激酶抑制剂,对劳拉替尼等耐药的多种 ALK 点突变,如 G1202R、G1202R/L1196M、G1202R/G1269A 和 G1202R/L1198F 都高度敏感,具有较强穿透血脑屏障能力。

基础研究表明,NUV-655 能有效抑制 EML4-ALK V1 或 V3 的人细胞系和 Ba/F3 细胞,同时对 G1202R、G1202R/L1196M、G1202R/G1269A 和 G1202R/L1198F 突变高度敏感。动物研究中,NUV-655 每日两次口服 1.5 mg/kg 治疗,可使 G1202R/L1196M 突变的小鼠皮下移植瘤明显缩小。

> **TPX-0131** 用于各类 ALK 突变亚型,对于 G1202R 突变和 L1196M 突变疗效明显。

基础研究表明,TPX-0131 对抗 G1202R 的效力是劳拉替尼的 100 倍以上,目前正在进行 Ⅰ/Ⅱ 期临床试验。

4. ROS1

ROS1 基因,全称 c-ros 原癌基因,是一种跨膜的受体酪氨酸激酶基因。ROS1 突变的发生率较低,仅约 1%～2%,在亚种人群中发生率较高,多见于年轻的、无吸烟史及女性患者,发病类型多为腺癌。最常见的 ROS1 融合类型是 CD74-ROS1。由于 ROS1 结构和 ALK 结构相似,部分靶向药物可同时用于 ALK 突变和 ROS1 突变患者。FDA 批准的药物有克唑替尼、色瑞替尼、劳拉替尼、恩曲替尼等。

第一代 ROS1 抑制剂

> **克唑替尼（Crizotinib）** ROS1 阳性非小细胞肺癌获批的首款靶向药物。

全球性 PROFILE 1001 试验结果显示，存在 ROS1 重排的晚期非小细胞肺癌患者接受克唑替尼治疗，ORR 为 72%，DCR 为 90%，中位缓解持续时间为 17.6 个月，中位无进展生存期 17.6 个月。基于此，2016 年 3 月 11 日，美国 FDA 批准克唑替尼用于一线治疗 ROS1 突变的非小细胞肺癌患者。

> **恩曲替尼（Entrectinib）** 用于治疗局部晚期或转移性 ROS1 阳性 NSCLC 患者。

2019 年 12 月最新汇总分析的结果显示，恩曲替尼对 ROS1 融合阳性非小细胞肺癌（NSCLC）患者的总缓解率（ORR）为 77%，中位缓解期（DOR）为 24.6 个月，颅内 ORR 为 55.0%。

> **劳拉替尼（Lorlatinib）** 用于 ROS1 阳性非小细胞肺癌的一线治疗。

劳拉替尼治疗 ROS1 突变的非小细胞肺癌患者，客观缓解率为 62%，DCR 90%，中位无进展生存期 21 个月，中位疾病控制时间 25.3 个月。

> **色瑞替尼（Ceritinib）** 获 NCCN 指南推荐治疗 ROS1 阳性非小细胞肺癌患者。

色瑞替尼治疗 ROS1 阳性非小细胞肺癌患者的客观缓解率为 62%，中位缓解持续时间为 21.9 个月，中位总生存期为 24 个月；对于此前未接受过克唑替尼治疗的患者,中位无进展生存期为 19.3 个月;对于曾接受克唑替尼治疗、但疾病持续进展或耐药的患者,中位无进展生存期仍可为 9.3 个月。

第二代 ROS1 抑制剂

> **瑞波替尼(Repotrectinib)**　第二代 ALK/ROS1/TRK 抑制剂,能够克服临床中出现的已知 ALK、ROS1 和 NTRK 耐药问题。2020 年 12 月 8 日,美国 FDA 批准瑞波替尼用于 ROS1 阳性非小细胞肺癌的初始治疗。

> **Taletrectinib(AB-106)**　Taletrectnib 是第二代 ROS1 和 NTRK 双靶点小分子抑制剂,可穿越血脑屏障,对于克唑替尼等第一代 ROS1 抑制剂耐药后,最常见的 ROS1 L2026M 和 G2032R 都有较强的抑制作用。

由周彩存教授牵头的 II 期临床研究,旨在评估 Taletrectinib 治疗中国 ROS1 融合阳性 NSCLC 患者的有效性和安全性。截至 2021 年 6 月 16 日,共有 69 名受试者入组,均至少接受过一次 Taletrectinib 治疗,其中未经过克唑替尼治疗的 ROS1 阳性肺癌患者 46 名,克唑替尼治疗失败组患者 23 名。结果显示未接受 ROS1-TKIs 的客观缓解率为 90.5%,克唑替尼治疗失败组客观缓解率 43.8%。

5. BRAF V600E

BRAF 基因突变多发生于肺腺癌,占 NSCLC 的 2%～4%,50% 是 BRAF V600E 位点突变,更容易出现在腺癌、女性和不吸烟的患者中。BRAF V600E 可导致肿瘤的侵袭性更强,预后更差。

> **曲美替尼（Trametinib）**　2017 年 6 月，FDA 批准达拉非尼联合曲美替尼的治疗方案一线治疗晚期转移性或不可手术切除的 BRAF V600E 阳性非小细胞肺癌。

一项研究将 BRAF V600E 突变 NSCLC 患者分为经治组和初治组，均接受达拉非尼＋曲美替尼的治疗，结果显示经治队列和初治队列的 ORR 分别为 68.4％和 63.9％，PFS 分别为 10.2 个月和 10.8 个月，中位 OS 分别为 18.2 个月和 17.3 个月。

> **达拉非尼（Dabrafenib）**　是 BRAF 激酶某些突变型的抑制剂，对 BRAF V600E、BRAF V600K 和 BRAF V600D 有抑制作用。

> **维莫非尼（Vemurafenib）**　是 BRAF 丝氨酸-苏氨酸激酶的某些突变体（包括 BRAF V600E）的口服小分子抑制剂。

维莫非尼单药治疗有效率 ORR 42％，PFS 是 7.3 个月。

6. MET

MET（mesenchymal-epithelial transition factor，间皮-上皮细胞转化基因），包括 MET 扩增、c-Met 过表达、MET 外显子 14 跳跃突变等亚型。

c-Met 是 MET 基因编码产生的具有自主磷酸化活性的跨膜受体，是一种参与细胞存活和增殖的肝细胞生长因子（HGF）受体。

在非小细胞肺癌患者中，MET 作为原发突变的占比并不高，大约 2％～4％，但超过 20％的 EGFR 突变型非小细胞肺癌患者，因继发的 MET 突变而产生了耐药。MET 14 号外显子跳跃突变约占非小细胞肺癌的 3％～4％，在肺肉瘤样癌（PSC）中的突变率高达 31.8％。

目前,卡马替尼、赛沃替尼和特泊替尼已被批准用于 MET 突变 NSCLC 患者的治疗。

> **卡马替尼(Capmatinib)** 治疗携带 MET 外显子 14 跳跃突变的转移性 NSCLC 患者。

卡马替尼选择性地与 c-Met 结合,从而抑制 c-Met 磷酸化并破坏 c-Met 信号转导途径。

2020 年 5 月 6 日获美国 FDA 批准上市,此次获批是基于 Ⅱ 期临床研究 GEOMETRY mono-1 的阳性结果,共 97 例患者入组,其中初治患者(28 例)中,总缓解率(ORR)为 67.9%,DCR 为 96.4%,中位缓解持续时间(DOR)为 11.14 个月,中位无进展生存期为 9.69 个月。在经治患者(69 例)中,总缓解率 ORR 为 40.6%,DCR 为 78.3%,中位缓解持续时间 DOR 为 9.72 个月,中位无进展生存期为 5.42 个月。

> **特泊替尼(Tepotinib)** 2021 年 2 月 3 日,美国 FDA 批准特泊替尼上市,用于治疗 MET 外显子 14 跳跃突变的转移性非小细胞肺癌患者。

该批准基于 VISION 试验的研究结果,ORR 43%,中位缓解持续时间 10.8 个月;在 83 例曾经接受过治疗的患者中,ORR 同样为 43%,中位缓解持续时间为 11.1 个月。

> **赛沃替尼(Savolitinib)**

2021 年 6 月 22 日,首款国产 MET 抑制剂赛沃替尼被 NMPA 获批用于治疗 MET 外显子 14 跳突的局部晚期或转移性的非小细胞肺癌。赛沃替尼的 DCR 为 93.4%,中位缓解持续时间 9.6 个月,无进展生存超过 1 年。

> **伯瑞替尼（Bozitinib）**　伯瑞替尼是一种有效的高选择性 c-Met 抑制剂。

2020 年初举行的 AACR 大会上报道了伯瑞替尼治疗 c-Met 异常的晚期非小细胞肺癌的 Ⅰ 期临床试验结果，在所有 36 例可评估疗效的患者中，伯瑞替尼的 ORR 为 30.6%，DCR 为 94.4%。亚组分析中，在携带 c-Met 过表达、扩增或 Ex14 跳突变异的患者中，ORR 分别为 30.6%，41.2% 和 66.7%。

> **Telisotuzumab Vedotin（ABBV-399）**　用于治疗晚期或转移性铂类治疗后进展的 EGFR 野生型、非鳞状非小细胞肺癌，具有 c-Met 过表达的患者。

Telisotuzumab Vedotin（ABBV-399）为新型 c-Met 靶点抗体药物偶联物（ADC）。2022 年获美国 FDA 批准用于临床。

该批准基于 Ⅱ 期 LUMINOSITY 研究的结果，在 c-Met 高表达的 EGFR 野生型非鳞状 NSCLC 患者中，ORR 为 53.8%；在具有 c-Met 低表达的患者中 ORR 为 25%；在 c-Met/EGFR 双重基因突变的患者中，ORR 为 34.5%，DCR 为 86.2%。

7. RET

RET 基因主要的突变形式是与其他基因发生融合，RET 蛋白活化后会激活下游的信号通路（包含 RAS、MAPK、ERK、PI3K、AKT 等），导致细胞增殖、迁移和分化。RET 基因融合多见于肺腺癌中，在中国人中的发生率约 1.6%，较常见于从未吸烟患者，多与 KIF5B 基因融合。

2020 年，塞尔帕替尼（Selpercatinib，LOXO-292）和普拉替尼（Pralsetinib，BLU-667）获批用于治疗 RET 突变的 NSCLC 治疗。

塞尔帕替尼(Selpercatinib) 2020 年 5 月 8 日,首款 RET 抑制剂塞尔帕替尼上市,成为全球首款用于治疗携带 RET 基因变异的药物。

2019 年 9 月世界肺癌大会公布了塞尔帕替尼治疗 RET 融合阳性 NSCLC 的I/II期临床研究 LIBRETTO-001 的结果,ORR 64%~85%。对于前期接受过化疗的患者,ORR 为 64%,中位缓解持续 17.5 个月,中位无进展生存 16.5 个月;对于未经前线治疗的患者,ORR 为 85%,中位缓解持续时间及无进展生存时间均未达到,1 年无进展生存率达 75%。

普拉替尼(Pralsetinib) 用于治疗转移性 RET 融合阳性 NSCLC 患者。

2020 年 9 月 5 日,普拉替尼(BLU-667)获美国 FDA 批准上市。

2020 年 5 月 29 日 ASCO 大会上公布的 ARROW I/II期临床试验,在 80 名先前接受过含铂化疗的患者中,经普拉替尼治疗的 ORR 为 61%,有 5% 的患者实现了经确认的 CR,14% 的患者出现了靶病灶肿瘤的完全消退。在 26 例未接受过全身治疗的患者中,经普拉替尼治疗的客观缓解率为 73%,完全缓解的患者比例为 12%。

TPX-0046 第二代 RET/SRC 抑制剂,已经在临床前研究中被证实,对于包括 SFM 在内的各类耐药突变具有良好的抑制效果。

8. KRAS

KRAS(kirsten rat sarcoma viral oncogene)是一种鼠类肉瘤病毒癌基因,是 RAS 家族的一个原癌基因,该家族还包含 HRAS、NRAS 等。

KRAS 是最常见的致癌基因(占所有 RAS 突变的 85%),存在于 90% 的胰腺癌、30%～40% 的结肠癌和 15%～20% 的肺癌中。G12C，G12D 和 G12R 是最常见的 KRAS 突变，除此之外，还有 G12A、G12S、G12V 等。KRAS 突变与吸烟史相关，与 KRAS 野生型患者相比，突变携带者有更短的生存时间，与患者的不良预后相关。

KRAS G12C

KRAS G12C 是一种特定的 KRAS 亚突变，是第 12 个密码子的甘氨酸被半胱氨酸取代，约占所有 KRAS 突变的 44%，其中肺腺癌中最常见，约占 14%，其次是大肠癌占 3%～4%，胰腺癌占 2%。

> **索托拉西布（Sotorasib，AMG510）**　用于治疗患有 KRAS G12C 突变的非小细胞肺癌患者，这些患者至少接受过一种前期全身性治疗。

2021 年 5 月 29 日，美国 FDA 批准 Sotorasib 上市，该批准是基于 AMG510 的 CodeBreaK 100 Ⅱ 期临床试验的数据。CodeBreaK 100 研究入组了 124 例一线免疫或含铂化疗后进展的 KRAS G12C 突变局部晚期或转移性 NSCLC 患者，完全缓解率 2%，客观有效率 36%，中位缓解持续时间 10.0 月，58% 的患者缓解时间超过半年。

> **阿达格拉西布（Adagrasib，MRTX849）**　用于治疗经治的 KRAS G12C 突变非小细胞肺癌患者。

2022 年 2 月 15 日，FDA 接受了 Adagrasib（MRTX849）的新药申请，该申请基于 Ⅱ 期 KRYSTAL-Ⅰ 临床试验的结果，Adagrasib 治疗的 ORR 为 43%，DCR 为 80%。

KRAS G12D

KRAS 突变另一个常见的突变亚型为 G12D，发生率在结直肠癌为 12%,胰腺癌为 36%,非小细胞肺癌为 4%。

> **MRTX1133** 在多类实体肿瘤的模型中显示出抗肿瘤能力,包括胰腺癌和结直肠癌等。

MRTX1133 能够结合并抑制处于活动或非活动状态的突变 KRAS 蛋白。在细胞实验中,MRTX1133 对 KRAS G12D 的选择性是野生型 KRAS 的 1 000 倍以上。

9. NTRK

NTRK(neurotrophin receptor kinase,神经营养因子受体酪氨酸激酶),包含 NTRK1、NTRK2 和 NTRK3,在 NSCLC 中的发生率 <1%。

目前,全球上市的用于治疗 NTRK 融合基因实体瘤的药物有两个,分别是拉罗替尼和恩曲替尼。

拉罗替尼和恩曲替尼耐药后通常发生的耐药突变包括 G595R (TRKA)、G623R(TRKC)和 G667C(TRKA)等,第一代 NTRK 抑制剂对于这些突变的抑制效果不佳。

10. HER-2

HER-2(human epidermal growth factor receptor-2,人表皮生长因子受体-2)。在非小细胞肺癌中,HER2 基因主要分为基因扩增和突变两种类型,均可导致 HER2 异常激活。HER2 扩增的患者占比为 2%～6%,HER2 突变占比为 1%～5%。大部分出现 HER-2 基因突变的 NSCLC 患者是女性、不吸烟和腺癌患者。

> **恩美曲妥珠单抗(trastuzumab emtansine, T-DM1)**
> 是一种靶向 HER2 的抗体-药物偶联物(ADC),含有人源化抗 HER2 Ig G1 曲妥珠单抗,该抗体通过稳定的硫醚

连接体 MCC(4-[N-马来酰亚胺甲基]环己烷-1-羧酸酯)与微管抑制药物 DM1(美坦辛衍生物)共价结合。

美国杜克大学研究的结果表明,恩美曲妥珠单抗治疗 HER2 ICH3+的患者 ORR 为 20%,中位无进展生存期 2.6 个月,中位总生存期为 15.3 个月;治疗 HER2 ICH2+的患者,ORR 为 0%,中位无进展生存期 2.7 个月,中位总生存期 12.2 个月。美国纪念斯隆凯瑟琳癌症中心的研究结果显示,T-DM1 治疗经治的 HER2 扩增肺腺癌患者的 ORR 为 44%。整体来说,T-DM1 治疗 HER2 阳性非小细胞肺癌的疗效比较有限。但纪念斯隆凯瑟琳癌症中心的研究结果仍然具有一定的优势,有进行进一步研究的价值。

曲妥珠单抗德鲁替康(trastuzumab deruxtecan, DS-8201) 一种抗体-药物偶联物,由抗 HER2 抗体、可切割的基于四肽的接头和拓扑异构酶 I 抑制剂有效载荷组成。

2021 年的世界肺癌大会上,研究者公开了 DS-8201 治疗非小细胞肺癌的最新研究结果。DESTINY-Lung01 试验的研究结果显示,接受治疗的患者 ORR 为 61.9%,其中完全缓解率为 2.4%,DCR 为 90.5%;中位随访 8 个月时,患者的中位无进展生存期为 14 个月,中位缓解持续时间及总生存期尚未达到。

11. VEGF

VEGF(vessels endothelial growth factor,血管内皮生长因子),是目前所知作用最强的促进血管内皮生成的细胞因子,肺癌中 VEGF 表达高约为 40%~50%,且其表达与不良预后相关。

贝伐珠单抗(Bevacizumab) 贝伐珠单抗联合紫杉醇和卡铂一线治疗局部晚期、无法手术切除、已转移或已复发非鳞状非小细胞肺癌。

> **雷莫芦单抗 (Ramucirumab)** 联合多西他赛治疗经
> 含铂化疗期间或之后出现疾病进展的转移性非小细胞
> 肺癌。

2014 年 12 月 12 日,该适应症获美国 FDA 批准;2020 年 5 月 29 日,FDA 批准;雷莫芦单抗联合厄洛替尼一线治疗 EGFR 突变非小细胞肺癌。

> **重组人血管内皮抑制素** 联合 NP 化疗方案用于初
> 治或复治的Ⅲ/Ⅳ期非小细胞肺癌。

12. 多靶点及其他药物

> **安罗替尼 (Anlotinib)** 抑制肿瘤生长和抗血管
> 生成。

安罗替尼为新型小分子多靶点酪氨酸激酶抑制剂,能抑制 VEGFR、PDGFR、FGFR、c-Kit 等激酶,具有抗血管生成和抑制肿瘤生长的作用。近期有小样本研究表明安罗替尼对于肺腺癌后线治疗具有一定的疗效。

13. TROP-2 ADC

TROP-2(人滋养层细胞表面抗原-2),是一种主要表达于上皮细胞的跨膜糖蛋白,在胚胎器官发育过程中有重要的作用。正常的情况下,角质形成细胞、肾脏、肺、卵巢和睾丸的细胞中,都可能表达 TROP-2 的 mRNA,但表达量很低,但是在多种恶性肿瘤中过表达。

> **DS-1062 (datopotamab deruxtecan, Dato-DXd)** 是
> 一款 TROP-2 抑制剂 ADC 药物。

ASCO 以及 WCLC 大会上公布的 DS-1062 的临床试验,分析了

DS-1062 治疗晚期或转移性非小细胞肺癌患者的疗效，共分为 8 mg/kg、6 mg/kg 和 4 mg/kg 共 3 个剂量组。8 mg/kg 剂量组治疗患者的 ORR 为 25%，mPFS 为 5.4 个月；6 mg/kg 剂量组治疗患者的 ORR 为 21%，mPFS 为 8.2 个月；4 mg/kg 剂量组治疗患者的 ORR 为 23%，mPFS 为 4.3 个月。

> **戈沙妥珠单抗（sacituzumab govitecan）** 是目前唯一一款已经获批上市的 TROP-2 抑制剂 ADC 药物。

戈沙妥珠单抗适应症包括了三阴性乳腺癌和尿路上皮癌。戈沙妥珠单抗治疗非小细胞肺癌的 ORR 为 19%，中位缓解持续时间为 6.0 个月，中位无进展生存期为 5.2 个月，中位总生存期为 9.5 个月。

（二）NSCLC 的免疫治疗

1. PD-1/L1 抑制剂

> **帕博利珠单抗（Pembrolizumab）** 由 NMPA 批准的检测评估为 PD-L1 TPS≥1% 的 EGFR、ALK 阴性的局部或转移性 NSCLC 一线单药治疗；联合培美曲塞和铂类化疗用于 EGFR、ALK 阴性的转移性非鳞 NSCLC 的一线治疗；联合紫杉醇和卡铂化疗用于转移性鳞状 NSCLC 的一线治疗。

> **纳武利尤单抗（Nivolumab）** 单药用于 EGFR 阴性和 ALK 阴性、既往接受过含铂方案化疗后疾病进展或不可耐受的局部晚期或转移性非小细胞肺癌（NSCLC）患者。

> **阿替利珠单抗（Atezolizumab）** 用于具有高 PD-L1 表达（PD-L1≥50%），EGFR/ALK 阴性的转移性 NSCLC 患者的一线治疗。

2020 年 5 月 18 日获美国 FDA 批准用于临床。2021 年 4 月 27 日,此适应症获我国国家药品监督管理局(NMPA)批准。2021 年 10 月 16 日,美国 FDA 批准了阿替利珠单抗用于辅助治疗及铂类辅助化疗后的Ⅱ～ⅢA 期非小细胞肺癌患者。

此外,阿替利珠单抗联合培美曲塞和铂类化疗用于 EGFR、ALK 阴性的转移性非鳞 NSCLC 患者的一线治疗。

度伐利尤单抗(Durvalumab) 用于不可手术切除的Ⅲ期 NSCLC 同步放化疗后未进展的患者。

2018 年 2 月获美国 FDA 批准用于临床。2019 年 12 月该适应症获中国 NMPA 批准。

替雷利珠单抗(Tislelizumab) 联合紫杉醇和卡铂用于 EGFR、ALK 阴性的一线治疗局部晚期或转移性鳞状 NSCLC。

2021 年 1 月中国国家药品监督管理局(NMPA)批准用于临床。2021 年 6 月 23 日,NMPA 批准替雷利珠单抗联合培美曲塞和铂类化疗用于晚期 EGFR、ALK 阴性非鳞状 NSCLC 患者的一线治疗。

信迪利单抗(Sintilimab)

2021 年 2 月 3 日,中国 NMPA 批准信迪利单抗联合培美曲塞和铂类化疗用于 EGFR、ALK 阴性的非鳞状 NSCLC 的一线治疗。

2021 年 6 月 3 日,中国 NMPA 批准信迪利单抗联合吉西他滨及铂类化疗,用于一线治疗不可手术的局部晚期或转移性鳞状非小细胞肺癌。

舒格利单抗(Sugemalimab)

2021 年 12 月 20 日,舒格利单抗获中国 NMPA 批准,联合培美曲塞和卡铂用于 EGFR 阴性和 ALK 阴性的转移性非鳞状 NSCLC 患者的一线治疗,以及联合紫杉醇和卡铂用于转移性鳞状 NSCLC 患者的一线治疗。

2. PD-1/L1 联合 CTLA-4 抑制剂

> **伊匹木单抗＋纳武利尤单抗**

2021 年 5 月 15 日,美国 FDA 批准纳武利尤单抗联合伊匹木单抗用于一线治疗无 EGFR 基因突变和 ALK 融合的转移性或复发性 NSCLC。

> **KN046**　为 PD-1/CTLA-4 双靶点免疫检查点抑制剂。

目前,在澳大利亚与中国两个中心开展了 KN046 的临床试验覆盖了非小细胞肺癌、三阴性乳腺癌、食管鳞癌、肝癌、胰腺癌等 10 余个癌种。

在世界肺癌大会(WCLC)上,研究者公开了 KN046 治疗非小细胞肺癌的单臂试验结果。试验中共纳入 63 例患者,分为 A(30 例)、B(33 例)两个试验组,两组患者的基线水平差别不大,两组用药剂量分别为(3 mg/kg,5 mg/kg)。结果表明,A 组患者的 ORR 为 10.7%,DCR 为 82.1%;B 组患者的 ORR 为 15.6%,DCR 62.5%。

3. 疫苗

> **CIMAvax 疫苗**　通过引发患者自身免疫系统产生针对与癌细胞生长和繁殖有关的蛋白质的抗体而起作用。

CIMAvax-EGF 是一种治疗性疫苗,先前的临床研究结果显示晚期 NSCLC 一线化疗结束后以该疫苗维持治疗,中位 OS 为 12.43 个月。

> **NEO-PV-01 疫苗** 是一种个体化新抗原疫苗。

NEO-PV-01 是根据每个患者的独特突变定制设计和制造的,其设计包括多达 20 种新抗原靶向肽,旨在产生抗肿瘤免疫应答,指导 T 细胞靶向患者肿瘤中的特定癌症新抗原。

NEO-PV-01 个体化癌症疫苗与纳武利尤单抗联合用于晚期或转移性黑色素瘤、吸烟相关 NSCLC 和膀胱癌患者,可显著延长患者的无进展生存期。

4. 过继性免疫细胞疗法

> **新型 TILs 疗法 LN-145** 用于肿瘤细胞的免疫治疗。

2019 年 6 月,美国 FDA 批准 TILs 治疗方法 LN-145 为突破性的治疗,用于实体瘤的细胞免疫疗法。

2020 年 AACR 会议上,一项由莫非特癌症研究中心开展的基于 TILs 细胞治疗的 I 期临床结果显示,平均随访 1.4 年,3 名患者病情缓解,其中两名完全缓解,并且超过一年。

> **SNK01** 新型的自体 NK 细胞疗法,具有更强的抗癌效果,已发现对几类肺癌细胞系具有杀伤作用。

美国 FDA 批准 SNK01 疗法联合曲妥珠单抗或西妥昔单抗用于治疗转移性 HER2 或 EGFR 过表达的实体肿瘤的临床试验申请,已启动 I / II a 期开放标签、多中心试验,来评估 NK 细胞与曲妥珠单抗或西妥昔单抗联合使用的安全性和抗肿瘤活性。

（三）SCLC 的分子靶向治疗

VEGF/VEGFR

> **阿帕替尼（Apatinib）**　用于既往接受过二线及以上化疗的晚期 SCLC(小细胞肺癌)，用量为 500 mg/日。

在 22 例患者中，可评价疗效 19 例，1 例获得 PR，15 例为 SD，DCR 率为 84.11%，中位 PFS 为 140 天。

> **贝伐珠单抗联合 EP 方案**　在 ECOG-E3501 Ⅱ期临床研究中，EP 方案联合贝伐珠单抗治疗广泛期 SCLC。

39 例患者中，4 例为完全缓解，23 例为部分缓解，总有效率为 69%。

> **安罗替尼（Anlotinib）**　用于既往至少接受过 2 种治疗方案的进展或复发的 SCLC 患者的治疗。

（四）SCLC 的免疫治疗

PD-1/L1 抑制剂

> **阿替利珠单抗（Atezolizumab）**　治疗广泛期小细胞肺癌。

2019 年 3 月 19 日，美国 FDA 批准阿替利珠单抗与依托泊苷和卡铂的联合用药方案，用于一线治疗广泛期小细胞肺癌患者。2020 年 2 月 13 日，该适应症获 NMPA 批准。该批准基于Ⅲ期 IMpower133 研究的结果。结果显示，接受阿替利珠单抗＋化疗的患者，中位总生存期为 12.3 个月，显著优于仅接受化疗患者的 10.3 个月。

度伐利尤单抗（Durvalumab） 治疗广泛期小细胞肺癌。

2020 年 3 月 21 日,美国 FDA 批准度伐利尤单抗联合依托泊苷、卡铂或顺铂的化疗方案用于一线治疗广泛期小细胞肺癌患者。2021 年 7 月 14 日,该适应症获中国 NMPA 批准。该批准基于 Ⅲ 期 CASPIAN 试验的结果,该结果显示,接受度伐利尤单抗＋化疗方案治疗的患者,中位总生存期为 13.0 个月,显著超过了仅接受化疗患者的 10.3 个月,12 个月生存率为 53.7%,18 个月生存率为 33.9%,显著超过了化疗组 39.8% 和 24.9%。

（五）中医药在肺癌靶向免疫治疗中的作用

1. 中医药联合肺癌靶向治疗可以延长患者生存期

Wang 等将 91 例 EGFR 突变的 NSCLC 患者分为试验组和对照组（比例为 2∶1）,接受中药联合 EGFR-TKIs 治疗（61 例）或单一 EGFR-TKIs 治疗（30 例）。试验组和对照组的 mPFS 分别为 12.3 个月和 8.9 个月（$P = 0.002$）,mOS 分别为 28.2 和 24.2 个月（$P = 0.002$）。对于 EGFR 突变的 NSCLC 患者,与单独使用 EGFR-TKIs 相比,EGFR-TKIs 联合中药有一定的延长 mPFS 和 mOS 的作用,尤其是对 L858R 突变患者。

2. 中医药在克服肺癌靶向治疗耐药性的作用

Ming 等在体外对人肺癌 PC9 细胞和吉非替尼耐药性 PC9/G 细胞进行了细胞增殖实验。结果表明,低剂量昆布（15 μM）可显著增强吉非替尼在 PC9 细胞和 PC9/G 细胞中的药物敏感性。此外该研究还建立了小鼠 PC9 异种移植模型,结果表明昆布与吉非替尼结合比单独使用昆布或吉非替尼更有效,免疫组化和免疫荧光染色显示,昆布联合吉非替尼对肺癌细胞增殖的抑制作用更明显,诱导细胞凋亡的作用更显著。Cao F 等研究表明,蟾毒灵通过下调 MCL-1

表达增强奥希替尼在奥希替尼耐药 NSCLC 细胞中的抗肿瘤作用。Kim 等研究提示，黄连天然提取物 ECC 在不影响体内对癌细胞的抗癌作用的情况下，增加个体斑马鱼的存活率，这表明 ECC 对癌细胞具有特异性的细胞毒作用。ECC 可以通过抑制 Mcl-1 和 Bcl-2 来治疗 EGFR-TKIs 耐药的 NSCLC 患者。

3. 中医药对减少肺癌靶向治疗不良反应的作用

EGFR-TKIs 相关性皮疹属中医内科学中的"药毒疹"范畴。中医学认为，这类疾病的病因病机是患者久病致虚，复感药物之毒，血热内起，时感风、湿、热毒和其他病邪郁于皮肤腠理，加之热毒内蕴，久则化火，灼伤营血，累及脏腑，致使阴液亏耗，阳气浮越于外，继而发病。张誉华等通过比较治疗组（自拟养肺消疹方）与对照组（氢化可的松乳膏）两组之间的临床治疗效果，得出自拟养肺消疹方能够有效治疗 EGFRI-TKIs 相关性皮疹的结论，且效果明显优于对照组（$P<0.05$）。

腹泻作为口服 EGFR-TKIs 过程中另一个常见的不良反应。刘浩等在使用吉非替尼的基础上联合参一胶囊治疗晚期非小细胞肺癌 50 例，联合用药组的 1～4 级腹泻发生率为 8.16%，明显低于单用吉非替尼组的 47.92%。李镜等将 100 例脾胃虚弱型非小细胞肺癌靶向药物相关性腹泻患者随机分为治疗组和对照组，每组 50 例，治疗组采用艾炷灸穴位足三里治疗，对照组采用口服蒙脱石散治疗。研究发现，足三里无瘢痕艾灸治疗脾胃虚弱型非小细胞肺癌靶向药物相关性腹泻安全有效，在改善腹泻相关症状和增强患者体质方面明显优于西药治疗。

4. 中医药在肺癌免疫治疗中的作用

一项关于复方养阴温阳方（由重楼、云南松、绞股蓝、麦冬、葫芦巴等组成）对皮下荷瘤的 C57BL/6 小鼠肺癌模型干预实验结果表明，该方主要作用于 DCs，通过 MAPK 和 NF-κB 信号通路促进 DCs

成熟,释放细胞因子 IFN-β、IL-1b、IL-2、IL-12、TNF-α,成熟的
DCs 能增强 T 细胞增殖,并向辅助性 Th1 和细胞毒性 T 细胞分化。

人参是常用的补气药。人参皂苷 Rg3 可以减少 PD-L1 表达以
及抑制 NF-κB 和 p65,是人参中调节免疫的有效成分之一。Li 等通
过体内、体外实验表明,人参皂苷调控 TAMs 的极化及肿瘤微环境,
促进 M2 型巨噬细胞向 M1 型转化,从而降低 MMP 和 VEGF 的水
平并阻止 NSCLC 细胞的转移。另外,人参皂苷 Rg3 导致 LLC 细胞
钙网蛋白和热休克蛋白等免疫原性死亡标志物的表面表达和相关
基因转录增加。

有研究表明,蒲公英总黄酮能够升高乌拉坦诱导的小鼠肺腺癌
模型的体质量和脾脏指数,减少肿瘤组织中 M2 型巨噬细胞和炎性
细胞浸润,降低外周血 IL-6、TNF-α 水平,结果提示蒲公英总黄酮
能通过改善肺部微环境,阻断肿瘤相关 M2 型巨噬细胞的浸润抑制
小鼠肺腺癌生长。

灵芝是一味增强免疫力的常用中药。Wang 等用破壁灵芝孢子
粉的乙醇提取物处理人 B 淋巴细胞后,可显著降低 PD-1 蛋白表达,
上调 B 淋巴细胞中趋化因子 CCL5,提示灵芝孢子粉可能通过抑制
免疫检查点增加 B 细胞免疫水平提高免疫力。

除了基础研究,临床研究也提示中医药在提高肺癌患者免疫力
方面大有可为。储晶等用自拟消岩汤(炙黄芪、党参、郁金、蕲蛇、女
贞子、姜黄、虎杖、苦参、青蒿等)联合多西他赛和顺铂化疗治疗
NSCLC 患者,9 周后检测发现两组血清 CD4$^+$、CD8$^+$ T 细胞、
CD4$^+$/CD8$^+$ 均有改善,中药联合化疗组显著优于单纯化疗组,联合
治疗组生存质量评分和 2 年、3 年生存率均显著优于化疗组,提示消
岩汤联合化疗能够显著改善晚期非小细胞肺癌机体的免疫功能,提
高生存质量,延长生存期。刘畅等用自拟抗瘤增效方(生黄芪、黄
精、灵芝、制苍术等)联合自拟肺岩宁方(石见穿、蛇六谷、露蜂房、山

慈菇、山茱萸、淫羊藿等）治疗中晚期肺腺癌化疗后患者，两方联合比单用抗瘤增效方组 CD3＋、CD4＋、CD8＋、CD56＋（NK）水平明显升高，提示两方联用可提高中晚期肺腺癌化疗后患者外周血淋巴细胞水平，改善患者的预后及生存质量。

综上所述，基础和临床研究均表明中医药在肺癌靶向和免疫治疗中具有独特的优势。首先，中医药联合靶向治疗可以延长患者的mPFS 和 mOS，克服靶向治疗的耐药性。其次，中医药可以减轻靶向治疗的毒副作用，如腹泻、药疹等。再次，中医药可以调节肺癌的免疫微环境，增强肺癌患者的免疫能力，改善肺癌患者预后，提高肺癌患者的生活质量。

六、胸腺肿瘤

胸腺肿瘤（瘤或癌）是发生于胸腺上皮的肿瘤，以胸腺瘤最为常见。胸腺肿瘤组织学以良性居多，恶性较少，约占 10%～15%。

胸腺瘤多位于前纵膈、前上纵膈。目前多采用 1999 年 WHO分类法：A 型胸腺瘤：即髓质型或梭型细胞胸腺瘤。AB 型胸腺瘤：即混合型胸腺瘤。B 型胸腺瘤：按照逐渐增加的上皮细胞/淋巴细胞及核异型上皮细胞比例又分为 3 个亚型；B1 型胸腺瘤：即富含淋巴细胞的胸腺瘤、淋巴细胞型胸腺瘤、皮质为主型胸腺瘤或类器官胸腺瘤；B2 型胸腺瘤：即皮质型胸腺瘤；B3 型胸腺瘤：即上皮型、非典型、类鳞状上皮胸腺瘤或分化好的胸腺癌。C 型胸腺瘤：即胸腺癌，组织学上此型较其他类型的胸腺瘤更具有恶性特征。胸腺肿瘤的重要形态学特征是肿瘤性上皮细胞和非肿瘤性淋巴细胞混合存在。

胸腺癌约占胸腺上皮性肿瘤的 20%，病理上主要是分化差的肿瘤，半数左右者为未分化癌，也可能为腺癌、鳞癌、基底细胞样癌、黏液表皮样癌、肉瘤样癌（癌肉瘤）、类癌及胸腺畸形胎瘤等。

胸腺恶性肿瘤的首要治疗手段为手术治疗，未行根治性手术或晚期不耐受手术的患者可行辅助放疗、化疗。

对于合并有重症肌无力症状的患者，可采用免疫抑制药物（如糖皮质激素等）、丙种球蛋白等药物进行对症治疗。

（一）分子靶向治疗
多靶点

> **索拉非尼（Sorafenib）**　可作用于 PDGFR、c‑Kit、VEGFR 及 Raf 的多靶点酪氨酸激酶抑制剂。有个案报道显示，索拉非尼对 B3 型胸腺瘤及胸腺癌患者有效。

> **舒尼替尼（Sunitinib）**　作用于 VEGFR、FLT3、c‑Kit、PDGFR、CSF‑1R 及 RET。

研究显示采用舒尼替尼治疗 4 例胸腺癌转移的患者，PFS 达 2～18 个月。1 例患者停药后病情进展，重新口服舒尼替尼后再次有效。

（二）免疫治疗
1. PD‑1/L1 抑制剂

> **帕博利珠单抗**　Ⅱ期临床显示其对胸腺中的 PD‑1/L1 有抑制作用。

近年来，多项临床研究显示 PD‑1 及其配体 PD‑L1 在胸腺瘤（23%～67%）和胸腺癌（41%～70%）中呈高表达。

2018 年一项发表在 Lancet Oncol 的单臂单中心的Ⅱ期临床研究结果显示：40 例胸腺癌患者使用 PD‑1 抑制剂帕博利珠单抗治疗的中位 PFS 为 4.2 个月，中位缓解持续时间 22.4 个月，中位 OS 为 24.9 个月；另一项发表在 JCO 上的开放标签的Ⅱ期临床研究纳入了 26 例难治性或治疗后复发的胸腺上皮性肿瘤患者,研究结果显示使用帕博利珠单抗治疗的中位 PFS 为 6.1 个月,胸腺瘤和胸腺癌的 PFS 和 OS 类似。现有的研究证据提示胸腺上皮性肿瘤患者使用免疫检查点抑制剂治疗的 ORR 和 PFS 优势并不明显,新兴的免疫治疗目前处于发展阶段,期待今后进一步的循证医学证据。

2. PD-1/CTLA-4 抑制剂

> **KN046**　用于治疗胸腺上皮肿瘤。

2020 年 9 月,PD-1/CTLA-4 抑制剂 KN046 获得 FDA 授予的孤儿药资格,用于治疗胸腺上皮性肿瘤。

(三)中医药在胸腺肿瘤中的作用

中医学并没有胸腺瘤这一病名,胸腺肿瘤或无症状,或出现胸闷胸痛、咳痰气急、声音嘶哑、周身乏力等症状,属中医结胸、胸痹等范畴。中医认为本病由于风热客肺,寒邪入络,或因七情失调,正气不足,导致痰凝血瘀,胶结而成肿瘤。寒邪入络,胸阳不振,气机不畅,寒痰凝滞;七情失调,肝气郁结,气逆犯肺,肺失宣降,水道失调,气滞血瘀,致痰血瘀结;正气不足,脏腑亏虚,卫外无力,正虚邪实,而致痰凝血瘀,肿瘤乃生。寒、痰、瘀为其主要病机。

1. 中医名家经验荟萃

刘嘉湘教授认为,胸腺瘤是由于脾肾亏虚,各种病理因素的相互作用促使气滞、血瘀、痰凝、毒聚,凝于胸腺,形成肿瘤,故而治疗上以培补脾肾为要,化痰软坚、清热解毒为辅。过用活血化瘀药可促进肿瘤的生长和转移。久病入络,病久血脉瘀滞,需要活血化瘀通络者,应针对形成血瘀的不同原因进行论治,少用活血药。

贾英杰教授认为,胸腺瘤的病机关键为痰热、水饮结于胸胁,从而导致胸阳不振、气机不畅,此为全身属虚、局部属实的疾病,故治疗上运用"解毒祛瘀、扶正抗癌"的治疗大法,阳虚者以温阳散结,痰瘀互结者化痰燥湿,肝郁脾虚者疏肝健脾。贾英杰教授以瓜蒌薤白半夏汤为底方,应用益气养血,兼以解毒祛瘀法治疗胸腺瘤,改善了病人临床症状,提高了生活质量。

2. 中医临床研究聚焦

谢泽锋等将确诊为胸腺瘤合并重症肌无力的患者 25 例,分为治疗组 15 例和对照组 10 例,同时给予以泼尼松和溴吡斯的明为基础治疗方案,治疗组加用补中益气丸治疗,比较两组患者不同治疗方案下疗效和复发率,结果表明中西医结合治疗,配合外科手术治疗胸腺瘤和合并重症肌无力明显提高总体有效率和降低复发率,是值得提倡的一种综合治疗方案。李华岳应用临床评分方法观察平消胶囊和环磷酰胺治疗重症肌无力患者的病情改善情况及副作用,结果平消胶囊组的有效率为 87.18%,环磷酰胺组为 78.67%($P<$0.05),毒副作用平消胶囊组明显小于环磷酰胺组($P<0.05$)。

目前胸腺肿瘤的靶向和免疫治疗研究进展缓慢,仍以手术、放疗、化疗为主,中医药联合靶向、免疫治疗的研究也较少,但是有研究显示中医药在缓解胸腺肿瘤患者的临床症状上有着一定的疗效。

七、恶性间皮瘤

恶性间皮瘤(malignant peritoneal mesothelioma,MPM)来源于间皮细胞,在所有恶性肿瘤中比例不到 2%,是一种相对少见、侵袭性较强的肿瘤,起源于胸膜、腹膜、心包膜表面的浆膜细胞。MPM 中以胸膜间皮瘤占绝大多数,其次为恶性腹膜间皮瘤,再次为原发于心包膜、鞘膜间皮瘤、阴道膜间皮瘤。

MPM 尚无非常有效的治疗方法,仅 1%～5%的患者可行根治性外科切除,临床上多采用培美曲塞、顺铂等药物联合治疗。

MPM 预后很差，平均生存期为 4～18 个月，5 年生存率不到 15%。

（一）分子靶向治疗

VEGF

血管内皮生长因子是 MPM 细胞的关键丝裂原，以 VEGF 为靶点的治疗可能有效。

> **贝伐珠单抗联合培美曲塞和顺铂** 可用作间皮瘤的治疗，用于晚期胸腺间皮瘤的一线治疗。

（二）免疫治疗

1. 纳武利尤单抗＋伊匹木单抗

2020 年 10 月 2 日，美国 FDA 批准"纳武利尤单抗＋伊匹木单抗"用于一线治疗不可切除恶性胸膜间皮瘤患者。2021 年 6 月 10 日，此适应症获中国 NMPA 批准。

CheckMate-743 是一项开放标签、多中心的随机 Ⅲ 期临床研究，旨在评估"纳武利尤单抗＋伊匹木单抗"对比标准化疗（培美曲塞＋顺铂或卡铂）用于一线治疗恶性胸膜间皮瘤（MPM）患者的治疗效果，试验的主要研究终点为 OS（overall survival，总生存期）。该研究结果显示：在最短随访 22 个月时，纳武利尤单抗＋伊匹木单抗较标准化疗可显著降低胸膜间皮瘤患者死亡风险，患者的中位 OS 为 18.1 个月，而化疗组为 14.1 个月（HR = 0.74；96.6% CI：0.60～0.91；$P = 0.002$）。

2. 度伐利尤单抗＋培美曲塞＋顺铂

DREAM 研究是度伐利尤单抗联合含铂化疗一线治疗 MPM，相比于单纯化疗，一线度伐利尤单抗联合培美曲塞＋顺铂可以提高 6 个月的 PFS 率和 ORR，且安全耐受。

3. MSLN(间皮素)

间皮素(MSLN)是一种新兴的细胞免疫治疗关键性靶点,近期在 CAR-T 以及 CAR-NK 疗法中 MSLN 成为比较热门的靶点。

正常情况下,MSLN 在间皮细胞当中表达,其功能与细胞粘附有一定的关联。MSLN 在多种肿瘤当中过表达,常见的包括间皮瘤(85%~90%)、胰腺癌(80%~85%)、卵巢癌(60%~65%)、肺癌(60%~65%)、胆管癌(60%~65%)、胃癌(50%~55%)、结肠癌(40%~45%)、胸腺癌(40%~45%)、食管癌(35%~40%)、乳腺癌(25%~30%)以及子宫内膜癌(20%~25%)等。

针对间皮素(MSLN)的研究已经有了一些成果,其中部分疫苗、药物(单克隆抗体)、抗体-药物偶联物(ADC)以及 CAR-T 细胞制剂等,已经在临床前或临床试验当中取得了一些成果。

> **Amatuximab(MORAb-009)** 是一款人源化单克隆抗体(mAb),在临床前研究中被证实能够杀死表达 MSLN 的细胞,并且抑制 MSLN 的作用。

目前,Amatuximab 的 I 期试验已经证实其拥有良好的安全性。而在另一项试验当中,89 例恶性胸膜间皮瘤患者接受了 Amatuximab(单药或联合培美曲塞/顺铂)的治疗,ORR 为 40%,DCR 为 51%。

> **CAR-T 细胞** 具有潜在抗肿瘤作用。

间皮素是细胞表面糖蛋白,在多种肿瘤中高表达,但是在正常的胸膜、腹膜以及心包膜表面低表达,因此可以作为理想的靶标,临床前研究表明针对间皮素的 CAR-T 细胞具有潜在抗肿瘤作用。

> **Anetumab ravtansine(BAY94-9343)** 是一款抗体-药物偶联物(ADC)

　　Anetumab ravtansine(BAY94-9343)已经在Ⅰ期试验中验证了疗效与安全性。在148例间皮瘤、卵巢癌、非小细胞肺癌或乳腺癌患者当中,ORR为8%,DCR为53%。

八、乳腺癌

　　乳腺癌是全球最常见的恶性肿瘤。据统计,全球185个国家中有159个国家乳腺癌位居女性癌症发病首位,也是110个国家最常见的女性死亡原因。IARC(International Agency for Research on Cancer,世界卫生组织国际癌症研究中心)2020年的最新估计,乳腺癌每年新发病例230万,占全球所有癌症病例的11.7%,每年68.5万的女性因乳腺癌而死亡,占全球所有癌症相关死亡的6.9%,位列全球癌症死亡原因的第五位。

　　乳腺癌起源于乳腺各级导管和腺泡上皮,95%以上是恶性上皮性肿瘤。按照世界卫生组织的国际疾病分类标准肿瘤学分册(ICD-O-3)分类,中国上海的肿瘤登记资料显示,中国女性乳腺癌中,浸润性导管癌占70%。

　　中国几项大样本女性乳腺癌分子亚型研究结果显示,中国女性乳腺癌病例中,Luminal A型占40%～70%,Luminal B型占10%～20%,三阴型乳腺癌占15%～20%,HER2阳性乳腺癌占20%～30%。

　　乳腺癌的病因和发病机制十分复杂,是遗传因素、生活方式和环境暴露等多种因素及其相互作用的结果。乳腺癌易感基因的遗传突变增加了乳腺癌的风险:生殖因素,包括初潮年龄晚、绝经年龄早、胎次、初产年龄早和母乳喂养,都能降低乳腺癌的总体发病风险;而乳腺癌家族史、乳腺增殖性良性疾病史、乳腺致密度、辐射暴露、饮酒、体力活动少、绝经前瘦、绝经后肥胖、最近使用绝经后激素治疗(特别是雌激素加黄体酮)、近期口服避孕药的使用都与总体乳腺癌发病风险的增加有关。

　　乳腺癌应采用精准化及综合性的治疗原则,根据肿瘤的生物学行为和患者的身体状况,联合运用多种治疗手段,兼顾局部治疗和全身治疗,包括手术治疗、化疗、放疗、内分泌治疗、靶向治疗、免疫治疗和中医治疗等,

(一)内分泌治疗

　　激素受体阳性乳腺癌内分泌治疗,最值得关注的药物包括雌激素受体类、芳香化酶抑制剂类、LH-RH 类似物、CDK4/6 抑制剂等。

1. 雌激素受体类

> **他莫昔芬(Tamoxifen,TAM,三苯氧胺)**　绝经前乳腺癌患者的标准治疗用药。

　　他莫昔芬,1977 年美国 FDA 批准,为非甾体类的抗雌激素药物,与雌二醇竞争激素受体,起到阻断、对抗雌激素作用,适用于 ER 阳性患者,绝经前后均可使用,更是绝经前乳腺癌患者的标准治疗,早期乳腺癌作为辅助性治疗可减少绝对死亡风险 22%,可减少对侧乳腺癌发生率约 50%。

> **托瑞米芬(Toremifene,TOR)**　为一线治疗绝经后受体阳性或不详的晚期乳腺癌。

> **氟维司群(Fulvestrant)**　是一种新型的竞争性雌激素受体抗拮剂。

　　氟维司群与 TAM 相似,不具有部分雌激素受体激动作用,和 ER 高结合力结合后可以阻断 ER 信号传导通路,迅速下调和降解肿瘤 ER,同时也使 PR 的表达水平明显下调。

　　2011 年 3 月,氟维司群获得 SFDA 批准在中国上市,适应症为在抗雌激素辅助治疗后或治疗过程中复发的,或是在抗雌激素治疗中进展的绝经后雌激素受体阳性的局部晚期或转移性乳腺癌。

2. 芳香化酶抑制剂

芳香化酶抑制剂（aromatase inhibitor），阻断芳构化反应，抑制雌激素生成，降低血液中雌激素水平从而达到治疗乳腺癌的目的。

> **来曲唑（Letrozole）、阿那曲唑（Anastrozole）** 　为第三代非甾体类芳香化酶抑制剂。①绝经后早期乳腺癌 ER/PR 阳性患者的辅助治疗；②已接受 TAM 辅助治疗 5 年，绝经后早期乳腺癌 ER/PR 阳性患者的辅助治疗；③治疗绝经后，ER/PR 阳性或体力状况不明的晚期乳腺癌患者。

> **依西美坦（Exemestane）** 　主要用于：①已接受 TAM 辅助治疗 2～3 年后，绝经后 ER/PR 阳性早期乳腺癌患者的辅助治疗；②经 TAM 治疗后，疾病进展的绝经后妇女的晚期乳腺癌。

依西美坦属于第三代非甾体类芳香化酶抑制剂，于 1999 年底获得欧美等国家批准。

3. LH-RH 类似物

LH-RH（luteinizing hormone releasing hormone）为黄体生成激素释放激素。LH-RH 类似物，能直接作用于癌细胞的 LH-RH 受体，使垂体上的 LH-RH 受体去敏感化，导致生理性、药物性卵巢去势作用。

> **戈舍瑞林（Goserilin）、亮丙瑞林（Leuprorelin）** 　适用于可用激素治疗的绝经前期及围绝经期妇女的乳腺癌。

4. CDK4/6（细胞周期蛋白依赖性激酶 4/6）抑制剂

CDK4/6，是人体细胞分裂增殖周期的关键条件蛋白，CDK4/6

与细胞周期蛋白 D,可磷酸化视网膜母细胞瘤基因(Rb)继而释放转录因子 E2F,促进细胞周期相关基因的转录,使细胞进入 S 期,从而发挥抑制肿瘤细胞增殖的作用。

> **哌柏西利(Palbociclib)**　第一个 CDK 4/6 抑制剂。

　　2015 年 2 月,美国 FDA 批准哌柏西利上市,与来曲唑联合用于 ER 阳性/Her-2 阴性的妇女晚期乳腺癌。2016 年 2 月获批第二个适应症,联合氟维司群治疗经单独内分泌治疗后进展的 HR 阳性、Her-2 阴性晚期或转移性乳腺癌。2017 年 3 月,FDA 批准哌柏西利联合来曲唑作为绝经后 HR 阳性、Her-2 阴性转移性乳腺癌一线治疗。

> **瑞博西尼(Ribociclib)**　是第二个获批的 CDK 4/6 抑制剂。

　　2017 年 03 月 13 日瑞博西尼获美国 FDA 批准,瑞博西尼与芳香酶抑制剂联用可作为一线治疗 HR 阳性/Her-2 阴性绝经后妇女晚期或转移乳腺癌。

> **玻玛西尼(Abemaciclib)**　用于晚期乳腺癌后 HR 阳性/Her-2 阴性内分泌治疗进展的患者。

　　2017 年 9 月,美国 FDA 批准玻玛西尼联合氟维司群用于临床。
　　2018 年 2 月 26 日,美国 FDA 批准玻玛西尼联合芳香化酶抑制剂用于绝经后激素受体 HR 阳性、Her-2 阴性晚期或转移性乳腺癌治疗。
　　2021 年 10 月 12 日,美国 FDA 批准玻玛西尼与他莫昔芬或芳香酶抑制剂联合用于 HR 阳性、Her-2 阴性、淋巴结阳性、复发风险高且 Ki-67 评分≥20%的早期乳腺癌的治疗。

5. PI3K

PI3K(phosphoinositide 3-kinase 磷脂酰肌醇 3-激酶),其通路

是人类癌症中最常被激活的信号通路之一，几乎介导 50% 的恶性肿瘤的发生。

PIK3CA（phosphatidylinositol‐4，5‐bisphosphate 3‐kinase，catalytic subunit alpha）磷脂酰肌醇‐4，5‐二磷酸肌醇‐3‐激酶，基因突变存在于大约 30% 的乳腺癌、25% 的子宫内膜癌、15% 的结肠癌、10% 的卵巢癌以及 5% 的肺癌中，是一种泛癌种的致癌突变。

> **阿培利司（Alpelisib）**　靶点为 PIK3CA。
>
> 乳腺癌超过 70% 是 HR＋/Her‐2 阴性乳腺癌，又约 40% 的 HR＋/Her‐2 阴性乳腺癌患者会发生 PIK3CA 突变。2019 年 5 月 24 日，美国 FDA 批准阿培利司与氟维司群联合用于治疗绝经后妇女，具有激素受体阳性、Her‐2 阴性、PIK3CA 突变的晚期或转移性乳腺癌。

6. HDAC

HDAC（histone deacetylase，HDAC）全名为组蛋白去乙酰化酶，这类蛋白酶，对染色体的结构修饰和基因表达调控发挥着重要的作用。

> **西达本胺（Chidamide）**　为选择性组蛋白去乙酰化酶（HDAC）抑制剂。
>
> 2019 年 11 月 29 月，中国 NMPA 批准西达本胺联合芳香化酶抑制剂用于治疗激素受体阳性、Her‐2 阴性、绝经后、经内分泌治疗复发或进展的局部晚期或转移性乳腺癌患者。

（二）分子靶向治疗

1. Her‐2

Her‐2（human epidermal growth factor receptor‐2，人表皮生长因子受体‐2），通过促进细胞分裂及蛋白水解酶的分泌，增强细胞的运动能力,从而促进肿瘤细胞的侵袭和转移。约 20%～30% 的乳腺癌患者中 Her-2 基因通过点突变扩增或过表达,其状态与疾病的临床预后相关,与治疗措施及疗效相关。

> **曲妥珠单抗(Trastuzumab)** 为 Her-2 靶向单克隆抗体。

曲妥珠单抗适应症:①Her-2 阳性的转移性乳腺癌(二线治疗已接受化疗的转移性乳腺癌;与紫杉醇或多西他赛联合,一线治疗转移性乳腺癌);②Her-2 阳性的早期乳腺癌患者。

> **帕妥珠单抗(pertuzumab)** 用于治疗 Her-2 阳性的晚期转移性乳腺癌患者。

帕妥珠单抗于 2012 年 6 月 8 日,获美国 FDA 批准,2018 年 12 月在中国获批。适应症为联合曲妥珠单抗及多西他赛一线治疗转移性乳腺癌。此外,帕妥珠单抗适用于高复发风险的 Her-2 阳性早期乳腺癌患者的辅助治疗。

> **吡咯替尼(Pyrotinib)** 联合卡培他滨,用于治疗 Her-2 阳性,既往未接受或接受过曲妥珠单抗的复发或转移性乳腺癌患者。

吡咯替尼是新一代抗 Her-2 治疗靶向药,其机制是与 Her-1、Her-2 和 Her-4 的胞内激酶区 ATP 结合位点共价结合,阻止 Her 家族同/异源二聚体形成,抑制自身磷酸化,阻断下游信号通路的激活,抑制肿瘤细胞生长。

> **扎尼达他单抗(Zanidatamab)** 是一种在研的双特异性抗体。

扎尼达他单抗可以同时结合两个非重叠的 Her-2 表位。这种独特的设计可形成多种作用机制,包括双重阻断 Her-2 信号、增强结合并去除细胞表面的 Her-2 蛋白等。目前对于 Her-2 阳性乳腺癌处于研究阶段。

图卡替尼(Tucatinib)　是靶向 Her-2 的酪氨酸激酶抑制剂。

2020 年 4 月,美国 FDA 批准图卡替尼 + 曲妥珠单抗 + 卡培他滨联合用药,用于曾接受过≥1 次抗 Her-2 治疗的,不可切除的局部晚期或转移性 Her-2 阳性乳腺癌患者。该批准基于Ⅱ期 CLIMB 试验的数据,结果显示,三联治疗组患者中位总生存期为 21.9 个月,1 年生存率 76%,2 年生存率 62%;曲妥珠单抗 + 卡培他滨治疗组患者中位总生存期为 17.4 个月,1 年生存率 45%,2 年生存率 27%。

拉帕替尼(Lapatinib)　适用治疗晚期或转移性乳腺癌。

2007 年 3 月 13 日,FDA 批准拉帕替尼与卡培他滨联合,用于治疗晚期或转移性乳腺癌患者的治疗,这些患者肿瘤过度表达 Her-2,并且已经接受了包括蒽环类、紫杉类和曲妥珠单抗在内的治疗。

来那替尼(Neratinib)　为 EGFR/Her-2 双抑制剂。

来那替尼用于 Her-2 阳性早期乳腺癌患者手术后使用赫赛汀后的维持治疗,2017 年 7 月获美国 FDA 批准。

玛格妥昔单抗(Margetuximab,Margenza)　为靶向 Her-2 的单克隆抗体。

玛格妥昔单抗为靶向 Her-2 的单克隆抗体药物。2020 年 12 月

17 日,FDA 批准了该药与化疗的联合,治疗已经接受过 2 种或更多的抗 Her-2 治疗方案、Her-2 阳忭的转移性乳腺癌患者。

SOPHIA 是一项头对头、随机、开放标签研究,在 536 例 Her-2 阳性转移性乳腺癌患者中开展,评估玛格妥昔单抗＋化疗相对曲妥珠单抗＋化疗的疗效和安全性。这些患者之前均已接受过曲妥珠单抗和帕妥珠单抗治疗。结果显示,与曲妥珠单抗组相比,玛格妥昔单抗组患者疾病进展风险降低 24%(中位 PFS: 5.8 个月 vs 4.9 个月)。

2. ADC 药物

ADC(antibody-drug conjugates)为抗体偶联药物。ADC 药物一般由单克隆抗体(antibody)、细胞毒性药物(cytotoxin)和连接子(linker)三部分组成。其作用机制主要是先通过单克隆抗体使 ADC 药物分子获得高度的靶向性,可以靶向肿瘤细胞;然后在 ADC 药物分子靶向到肿瘤细胞被内吞时,再将通过连接子与单克隆抗体相连的细胞毒性药物小分子释放,破坏 DNA 或阻止肿瘤细胞分裂,从而实现对肿瘤细胞的精准杀伤。

> **T-DM1(恩美曲妥珠单抗, trastuzumab emtansine)**
> 将经典的抗 Her-2 靶向药物曲妥珠单抗与抑制微管聚集的化疗药物美登素通过硫醚连接子连接成稳定的抗体偶联药物。

2021 年 6 月 23 日,恩美曲妥珠单抗获美国 FDA 批准用于 Her-2 阳性晚期乳腺癌治疗。中国 NMPA 也批准恩美曲妥珠单抗,单药治疗接受了紫杉类和曲妥珠单抗治疗的 Her-2 阳性、不可切除局部晚期或转移性乳腺癌患者。

> **DS－8201(曲妥珠单抗德鲁替康, trastuzumab deruxtecan)** 是一种 Her-2 抗体＋伊立替康类化疗药物的偶联药物。

2019 年 12 月 21 日,美国 FDA 批准 DS-8201 用于无法切除或转移性 Her-2 阳性乳腺癌,并且之前接受过两次或多次抗 Her-2 治疗。

3. BRCA/PARP

BRCA(breast cancer susceptibility genes,乳腺癌易感基因)。自 1994 年发现 BRCA1 基因和 1995 年发现 BRCA2 基因以来,人们逐渐认识到伴有 BRCA 突变的正常人群罹患乳腺癌和(或)卵巢癌的风险增高。

BRCA1/2 基因负责编码一种肿瘤抑制蛋白,该蛋白与 PARP(Poly ADP-ribose polymerase,聚 ADP 核糖聚合酶)作为修复 DNA 损伤的两条途径。当其中一条修复途径发生故障时,DNA 损伤的部位能通过另一条途径来进行修复,以稳定细胞内的遗传信息。

FDA 批准的 PARP 抑制剂分别有奥拉帕尼、卢卡帕尼、尼拉帕尼和他拉唑帕尼,而其中只有奥拉帕尼和他拉唑帕尼获批用于乳腺癌的治疗。

> **奥拉帕尼(Olaparib)**　用于治疗携带 BRCA 胚系突变的 Her-2 阴性转移性乳腺癌,以及 HR 阳性的已经进行过内分泌治疗或不适合内分泌治疗的患者。

> **他拉唑帕尼(Talazoparib)**　适应症为 BRCA 突变阳性或疑似阳性、Her-2 阴性、局部晚期或转移性乳腺癌成年患者。

该适应症是基于 EMBRACA Ⅲ 期临床的研究结果,431 例 gBRCA 突变 Her-2 阴性局部晚期或转移性乳腺癌患者,随机接受他拉唑帕尼,或选择的化疗(卡培他滨、吉西他滨或长春瑞滨)治疗。结果显示,他拉唑帕尼的 mPFS 为 8.6 个月,ORR 为 62.6%;化疗组的 mPFS 和 ORR 分别为 5.6 个月和 27.2%。

4. mTOR 抑制剂

mTOR(mammalian target of rapamycin,哺乳动物雷帕霉素靶蛋白),是一个进化上高度保守的蛋白激酶,属于丝/苏氨酸激酶。

> **依维莫司(Everolimus)**　mTOR 抑制剂,除了阻断癌细胞的生长外,还可抑制缺氧诱导因子 HIF-1 和 VEGFR 的表达,进而控制肿瘤生长。

2021 年 7 月获美国 FDA 批准联合依西美坦用于激素受体阳性、Her-2 阴性的绝经后晚期乳腺癌患者。

(三)免疫治疗

1. PD-L1 抑制剂

> **阿替利珠单抗(Atezolizumab)**　针对晚期或转移性乳腺癌的治疗。

2019 年 3 月 8 日,美国 FDA 批准阿替利珠单抗联合白蛋白结合型紫杉醇,治疗 PD-L1 阳性(PD-L1≥1%)、不可切除的局部晚期或转移性三阴乳腺癌。

2. 疫苗

> **VRP-Her-2 疫苗**　针对 Her-2 的抗肿瘤疫苗。

杜克大学的 Lyerly 及其同事研发了一种疫苗,使用中性的病毒载体携带针对 Her-2 蛋白的基因信息。

在临床前研究中,给小鼠植入 Her-2 阳性肿瘤细胞之后用 VRP-Her-2 疫苗治疗小鼠,并评估 Her-2 特异性免疫应答和抗肿瘤功能。结果显示,疫苗接种诱导产生 Her-2 特异性 T 细胞和抗体,同时抑制肿瘤生长。

随后Ⅰ期临床试验中入组了 22 名晚期 HER2 过表达的乳腺癌患

者，VRP-Her-2 疫苗可以增加 Her-2 特异性记忆 CD8＋T 细胞，并在临床前和临床研究中具有抗肿瘤作用。

> **NeuVax 疫苗**　用于乳腺癌患者的辅助治疗。

NeuVax 是美国研发的乳腺癌 Her-2 蛋白疫苗。这是一种基于肽的癌症免疫疗法，来源于 Her-2 蛋白的一种免疫原性肽。目前，NeuVax 正被研究用于乳腺癌患者在接受标准治疗后的辅助治疗。

> **GP2 疫苗**　含有 9 个氨基酸的跨膜肽，是一种能够靶向 Her-2/neu 蛋白的疫苗。

GP2 疫苗进入体内后，与 GM-CSF 联合使用，可刺激抗原呈递细胞的增殖，进一步诱导 CD8＋细胞毒性 T 淋巴细胞识别并破坏表达 Her-2/neu 的癌细胞。

一项Ⅱb 期临床试验招募了 168 例患者，其中 96 名 Her-2 阳性（3＋）的患者在接受了手术和曲妥珠单抗治疗后，随机分配到 GP2 疫苗＋GM-CSF 联合治疗组或 GM-CSF 单独治疗组。结果显示，在 46 名接受 GP2＋GM-CSF 联合治疗的 Her-2 阳性（＋＋＋）患者中，五年 DFS 为 100％，而只接受 GM-CSF 治疗的为 89.4％。

（四）中医药在乳腺癌治疗中的作用

1. 中医药可提高乳腺癌内分泌治疗疗效

"肝郁脾虚"为乳腺癌常见的病机，山东中医药大学将肝郁脾虚型乳腺癌主要症状作为观察项目，来评价内分泌药物联合自拟中药"乳岩方"治疗方案的临床疗效，根据其研究结果，治疗组两个疗程后中医症状评分较治疗前有明显的下降（$P < 0.01$），而对照组治疗后积分较治疗前无显著性差异（$P > 0.05$），说明乳岩方联合内分泌治疗针对激素受体阳性晚期乳腺癌（肝郁脾虚型）在临床症状上具有非常显著疗效。

2. 中医药可降低乳腺癌内分泌治疗的不良反应

乳腺癌内分泌治疗带来诸多不良反应,在使用过程中会出现不同程度的骨关节症状、围绝经期综合征、血脂异常等表现。李娟娟等发现补肾中药(淮牛膝、桑寄生、补骨脂等)能够有效改善骨代谢。崔玉对中医药防治乳腺癌内分泌治疗相关不良反应进行 Meta 分析和系统评价,得出中药可以提高乳腺癌内分泌治疗患者的骨密度以及对乳腺癌内分泌治疗相关类更年期综合征有效。眭瑞卿利用滋水涵木药方来干预内分泌治疗期间出现更年期综合征的乳腺癌患者,通过观察患者改良各项指标,结果证明疗效可靠,安全性良好。

3. 中医药可干预乳腺癌内分泌治疗耐药作用

30%的患者在内分泌治疗后会出现原发或继发性耐药。陆清等通过乳癌术后方(黄芪、党参等 12 味药)拮抗乳腺癌他莫昔芬(TAM)治疗耐药的体外实验研究,表明乳癌术后方与 TAM 联用具有协同抑制乳腺癌 TAM 耐药细胞株作用,有效降低乳腺癌 TAM 耐药的发生。王红鲜等研究证明槲皮素可以恢复内分泌耐药乳腺癌对 TAM 的敏感性。有研究表明三黄煎剂与 TAM 联用能够增加 TAM 对 MCF-7 细胞的增殖抑制率及凋亡率,显著提高了 MCF-7 细胞对内分泌治疗药物 TAM 的敏感性。

4. 中医药在乳腺癌免疫治疗中的作用

免疫治疗被认为是对三阴性乳腺癌有前途的治疗选择。张利敏研究表明八珍汤加味方联合免疫治疗临床明显提高乳腺癌气血两虚证的疗效。胡贤达等发现冬虫夏草的部分活性成分具有调节细胞免疫应答和体液免疫的作用。

综上,中医药可与内分泌药物起到协同抗肿瘤作用,减轻他莫昔芬等药物带来的不良反应,同时还可干预乳腺癌内分泌治疗的耐药作用,增强乳腺癌对内分泌药物的敏感性。此外,中医药还可调节免疫应答,改善患者生活质量,提升乳腺癌临床综合治疗疗效。

九、食管癌

食管癌(esophageal cancer)是世界范围内常见的上消化道恶性肿瘤,也是"中国特征癌",因长期不能进食症状、发现即中晚期等特性,严重影响民众生活健康。WHO发布的GLOBOCAN 2020数据显示,2020年全球约有60.4万食管癌新发病例和54.4万死亡病例,发病率和死亡率分居恶性肿瘤第7位(3.1%)和第6位(5.5%),其中亚洲东部的发病率最高。

食管癌的病理类型主要包括鳞状细胞癌和腺癌。尽管近几十年来北美和欧洲食管腺癌的发病率明显上升,但鳞状细胞癌仍是食管癌在中国的主要病理类型。食管癌的早期临床表现既不典型也不明显,发现率极低,而当进食困难明显时,病情大多已进展为中晚期,预后很差,5年生存率不到20%,这也是食管癌患者预后不良的重要原因。

食管癌的治疗应采取个体化综合治疗的原则,根据患者的身体状态、肿瘤的病理类型、侵犯范围,有计划地应用多种治疗手段,包括手术、化疗、放疗、靶向、免疫等手段。除了抗肿瘤治疗之外,食管癌患者全程治疗中都需要重视营养支持治疗。

(一) 分子靶向治疗

1. EGFR(表皮生长因子受体)

食管鳞癌中EGFR过表达率高达60%～70%,并且还有28%患者的肿瘤中检测到EGFR基因扩增,这些与食管癌放化疗不敏感和预后不良相关。

> **西妥昔单抗(Cetuximab)**　用于联合同步放、化疗方案。

大约有 40%～70% 食管鳞癌过表达 EGFR。西妥昔单抗联合同步放、化疗方案的 Ⅱ 期临床研究,60 例患者均接受西妥昔单抗、紫杉醇 + 卡铂以及 50.4Gy 的放疗。40/57(70%)达到完全缓解(CR)。

(二)免疫治疗

1. PD-1/L1 抑制剂

> **帕博利珠单抗(Pembroliznmab)** 用于晚期或转移性食管癌治疗。

2019 年 7 月,美国 FDA 批准帕博利珠单抗作为复发性局部晚期或转移性食管鳞状细胞癌的二线治疗方案,患者 PD-L1 表达水平(CPS)≥10。

2021 年 3 月 22 日,美国 FDA 批准帕博利珠单抗联合铂类和氟尿嘧啶类化疗药物用于转移性或局部晚期食管或胃食管(GEJ)癌,不适合手术切除或根治性放化疗患者。2021 年 9 月 3 日,NMPA 批准了该适应症。KEYNOTE-590 Ⅲ 期临床研究表明,帕博利珠单抗 + 化疗的中位总生存期为 12.4 个月,化疗组为 9.8 个月。

> **替雷利珠单抗(Tislelizumab)** 用于治疗既往经系统治疗后不可切除、复发性局部晚期或转移性食管鳞状细胞癌。

2021 年 9 月 13 日,替雷利珠单抗获批 Ⅲ 期 RATIONALE-302 临床试验表明,在所有患者群体中,接受替雷利珠单抗治疗的患者中位总生存期为 8.6 个月,对照化疗组患者为 6.3 个月;在 PD-L1 CPS≥10 的患者中,替雷利珠单抗治疗的患者中位总生存期为 10.3 个月,对照组为 6.8 个月。

> **纳武利尤单抗（Nivolumab）**　用于化疗后进展晚期复发性或转移性食管鳞癌患者。

2020年6月，美国FDA批准纳武利尤单抗用于临床该适应症的治疗。

2. 双免治疗

> **纳武利尤单抗＋伊匹木单抗**　用于治疗食管鳞状细胞癌。

2021年9月28日，美国FDA批准纳武利尤单抗联合伊匹木单抗用于一线治疗不可切除的晚期、复发或转移性食管鳞状细胞癌患者。

该申请得到了Ⅲ期CheckMate-648试验的数据支持，该试验结果显示，纳武利尤单抗＋伊匹木单抗在PD-L1表达水平≥1%的患者中，中位总生存期为13.7个月，中位无进展生存期为4.0个月。

（三）中医药在食管癌抗EGFR单抗基础临床研究中的作用

西妥昔单抗主要通过拮抗EGFR信号通路发挥抗肿瘤作用，与之相联用的化疗方案正在进行不同肿瘤的临床试验。基础研究表明，没食子儿茶素没食子酸酯（EGCG）能够剂量依赖性地抑制食管癌细胞Eca-109增殖，且能够显著引起Eca-109细胞凋亡。EGCG和西妥昔单抗联用对Eca-109细胞的增殖抑制作用较单独用药组强，具有协同作用。体内实验结果表明，EGCG和西妥昔单抗均能抑制Eca-109裸鼠移植瘤的生长，两者联用存在协同作用。CD31为内皮细胞分子标记，以此来评估各组动物肿瘤组织血管生成情况，结果表明，EGCG和西妥昔单抗均能抑制裸鼠移植瘤的血管形成，西妥昔单抗作用后，瘤块中的新生血管明显减少，EGCG作用后新生血管较对照组有所减少，但不如西妥昔单抗组明显，两者联用血管形成抑制作用较单用组更强。

冯慧及章秀梅等进行了华蟾素注射液辅助西妥昔单抗交替化疗对胸段食管癌淋巴结转移患者的疗效研究。采用华蟾素注射液辅助西妥昔单抗化疗或交替化疗治疗胸段食管癌淋巴结转移,取得了显著的疗效,患者血清 TNF-α、IL-6、IL-8 水平降低,一氧化氮(NO)水平升高。

十、胃癌

胃癌是指原发于胃黏膜上皮的恶性肿瘤。据全球最新数据(Globocan 2020),胃癌(gastric cancer)发病率居恶性肿瘤第 5 位,新增 108.9 万例,年龄标化发病率男性 15.8/10 万、女性 7.0/10 万。死亡率居第 4 位,新增死亡 76.9 万例,总死亡率为 7.7/10 万。近 5 年全球年均发病 180.6 万例,其中亚洲 139.7 万例(77.4%),中国 68.9 万例(38.2%)。我国 2020 年发病率居恶性肿瘤第 3 位,新增 47.9 万例,男性发病率 29.5/10 万、女性 12.3/10 万;死亡37.4 万例,死亡率居第 3 位,为 15.9/10 万。

Lauren 分型根据胃癌组织学生长方式将胃腺癌分为肠型、弥漫型、混合型或不确定型。TCGA 分型将胃癌分为微卫星不稳定型(MSI)、基因组稳定型(GS)、染色体不稳定型(CIN)和 EB 病毒阳性型(EBV)。

早期胃癌患者可通过手术获得根治,进展期患者则需要根据胃癌病理类型及临床分期,采用以手术治疗为主,联合围手术期化疗、放疗、靶向治疗等手段的综合治疗。

(一) 分子靶向治疗

1. Her-2

曲妥珠单抗(trastuzumab) 用于 Her-2 阳性转移性

胃癌的治疗。

2012 年 10 月，美国 FDA 批准曲妥珠单抗联合化疗用于晚期 Her-2 阳性胃癌的一线治疗。

扎尼达他单抗（zanidatamab）

2021 年 ESMO 大会上，一项 Ⅱ 期临床试验公布了扎尼达他单抗一线治疗 Her-2 阳性胃食管腺癌的数据，36 名 Her-2 阳性的胃癌患者接受了扎尼达他单抗联合 CAPOX（卡培他滨/奥沙利铂；$n = 14$）、FP（5-FU/顺铂；$n = 2$），或 mFOLFOX6（5-FU/亚叶酸钙/奥沙利铂；$n = 20$）治疗，在 28 名可评估的患者中，ORR 为 75%，DCR 为 89%，mDOR 为 16.4 个月，mPFS 为 12 个月。

曲妥珠单抗德鲁替康（trastuzumab deruxtecan，DS-8201）　用于已接受过曲妥珠单抗治疗的局部晚期或转移性 Her-2 阳性胃或胃食管交界腺癌患者。

2021 年 1 月 15 日，美国 FDA 正式批准曲妥珠单抗德鲁替康用于临床。

该批准基于 DESTINY-Gastric01 研究结果，这是一项开放标签、多中心、随机、Ⅱ 期临床研究，比较了曲妥珠单抗德鲁替康和选择的化疗方案（紫杉醇或伊立替康）作为三线及后线治疗在 Her-2 阳性晚期胃癌或胃食管交界处腺癌患者中的疗效和安全性。187 例接受过至少两次治疗的 Her-2 阳性胃或胃食管交界处腺癌患者入组，随机接受 DS-8201（125 人）或化疗（62 人），研究结果显示：DS-8201 组的 ORR 为 51.3%（61/119），包括 11 例完全缓解（CR）和 50 例部分缓解（PR），而化疗方案组仅为 14.3%（8/56）；DCR 分别为 85.7% 和 62.5%（$P = 0.0005$），中位缓解持续时间（DoR）分别为 11.3 个月和 3.9 个月，中位无进展生存期分别为 5.6 个月和 3.5 个月。

2. ADC 药物

维迪西妥单抗(disitamab vedotin) 适用于至少接受过 2 种系统化疗的 Her-2 过表达局部晚期或转移性胃(包括胃食管结合部腺癌)患者的治疗。

2021 年 6 月 9 日,中国 NMPA 批准了该适应症。

ARX788 是一种强效且高度稳定的抗体药物偶联物,由抗 Her-2 单克隆抗体赫赛汀和细胞毒性小分子药物 AS269 组成。

2021 年 3 月 18 日,ARX788 获得美国 FDA 授予孤儿药资格,用于治疗 Her-2 阳性胃癌和胃食管结合部腺癌。

3. VEGF/VEGFR

阿帕替尼(Apatinib) 用于治疗晚期胃癌或胃食管结合部腺癌。

阿帕替尼为我国自主研制的抗血管生成药物,高度选择性地抑制 VEGFR-2 酪氨酸激酶活性,阻断 VEGF 通路信号转导,从而有效抑制肿瘤血管生成。2014 年 10 月 17 日,被批准用于临床患者三线及三线以上治疗。

雷莫芦单抗(Ramucirmab) 针对晚期胃癌或胃与食管结合处腺癌的治疗。

雷莫芦单抗是一种人源化 IgG1 单克隆抗体,特异性阻断 VEGFR2。2014 年 4 月 21 日,美国 FDA 批准雷莫芦单抗用于接受过氟尿嘧啶或含铂化疗后疾病进展的晚期胃或胃-食管结合部腺癌患者的治疗。

4. MET

> **赛沃替尼(Savolitinib)**　　一种小分子 MET 抑制剂,用于 MET14 号外显子跳跃突变的局部晚期或转移性 NSCLC 患者。

目前赛沃替尼治疗胃癌的临床试验项目正在进行中。2021 年 ASCO 报道的一项中国真实世界研究,11 例 MET 扩增胃癌患者接受赛沃替尼治疗,3 例患者(27%)有效,包括 1 例 CR,2 例 PR,DCR 45%,中位 PFS 2.1 个月,中位 OS 3.7 个月。

5. Claudin 18.2

Claudins 蛋白家族是组成紧密连接(tight junctions,TJs)必不可少的骨架蛋白,在维持上皮和内皮细胞中的细胞极性、细胞间的粘附固定、细胞旁路的离子运输等发挥重要作用。近年来大量的研究结果证明,Claudins 在许多人类恶性肿瘤中异常表达。因此,Claudins 也被作为癌症治疗的潜在靶标。

Claudin 18.2(紧密连接蛋白-18 剪切变体 2),属于紧密连接蛋白家族中的一种亚型,该靶标在多类癌症的病灶组织中高度表达,在正常组织中几乎没有表达。Claudin 18.2 在胃癌中的表达率达 60%~80%。

> **Zolbetuximab(IMAB362)**　　是针对 Claudin 18.2 靶点开发的第一种药物。

Zolbetuximab 是一种嵌合的 IgG1 单克隆抗体,在肿瘤细胞表面特异性结合 CLDN18.2,从而引起抗体依赖性细胞毒性(ADCC)、补体依赖性细胞毒性(CDC)、细胞凋亡和抑制细胞增殖。

临床试验数据表明,使用 Zolbetuximab＋EOX 方案(表柔比星＋奥沙利铂＋卡培他滨)一线治疗 Claudin 18.2 阳性的胃及胃食管交界处腺癌患者,无进展生存期取得了显著的延长。尤其是在 Claudin 18.2 表达比例≥70%的患者中,中位无进展生存期为 9.0 个月,中位总生存期为 16.5 个月。

目前,Zolbetuximab 已经获得美国 FDA 的批准进行Ⅲ期临床试验,有望尽快得到更有价值的大型疗效数据。近期,国家药品监督管理局批准 Zolbetuximab 治疗局部晚期不可切除或转移性胃及胃食管交界处腺癌患者的临床试验。

AB011　现处于临床试验中的重组人源化抗 Claudin18.2 单克隆抗体。

目前已经获得了我国国家药品监督管理局的许可,现在处于临床试验阶段。临床前研究结果显示 AB011 有良好的安全性和有效性。当与奥沙利铂和 5-氟尿嘧啶联合使用时,在肿瘤小鼠模型中表现出强大的体内抗肿瘤活性。

TST001　是我国自主研发的 Claudin18.2 人源化单克隆抗体新药,可通过高亲和力特异性结合 Claudin18.2 蛋白,介导 ADCC 和 CDC 机制,直接靶向杀灭 Claudin 18.2 表达阳性的肿瘤细胞。

2020 年 4 月,TST001 先后在中国、美国获批临床试验,单药或联合标准治疗用于治疗 Claudin18.2 表达阳性的晚期实体瘤,包括但不限于胃/胃-食管结合部腺癌、胰腺导管腺癌、胆管癌、胆囊癌、肺腺癌等。

6. FGFR

FGF(fibre staple cell grow factor,成纤维细胞生长因子),其 FGF 家族成员数量高达 22 种以上,主要通过 4 个重要基因

（FGFR1、FGFR2、FGFR3 和 FGFR4）激活发挥作用。FGF/FGFR 信号传导通路几乎存在于所有器官的发育、血管的生成以及淋巴管的生成当中，是人体最重要的通路之一。

FGFR（fibre staple cell grow factor receptor，成纤维细胞生长因子受体），主要集中在胆管癌和尿路上皮癌，会在 16.8% 的胃癌发生FGFR 变异。

> **Bemarituzumab**　一种 FGFR2b 受体特异性 IgG1 抗体，可以选择性阻断 FGFR2b 介导的生长因子信号。

2021 年 4 月 20 日，FDA 授予 Bemarituzumab 用于联合改良的FOLFOX6 方案，一线治疗 FGFR2b 阳性、Her-2 阴性的局部晚期或转移性胃及胃食管交界处癌患者。

（二）免疫治疗

1. PD-1/L1 抑制剂

> **纳武利尤单抗（Nivolumab）**　基于Ⅲ期 ATTRACTION-2 试验结果，用于转移性胃癌的三线治疗。

2020 年 3 月 13 日，中国国家药品监督管理局正式批准纳武利尤单抗用于治疗既往接受过两种或两种以上全身性治疗方案的晚期或复发性胃或胃食管交界腺癌患者（PD-L1 阳性）。

2021 年 4 月 16 日，美国 FDA 批准纳武利尤单抗联合含氟尿嘧啶和含铂化疗药物治疗晚期或转移性胃癌、胃食管交界处癌和食管腺癌。

CheckMate-649 是一项全球研究，共纳入样本 2032 例患者，中国患者占到 13.4%。目前公布的研究结果显示，在 PD-L1 CPS≥5 的患者中，纳武利尤单抗联合化疗组的中位 OS 为 14.4 个月，显著优于单独化疗组的 11.1 个月；与单独化疗组相比，纳武尤利单抗联合化疗组可显著降低死亡风险 29%；纳武利尤单抗联合化疗组 12 个月生存率为 57%，单独化疗组为 46%。

> **帕博利珠单抗（Pembrolizumab）** 针对局部复发性晚期或转移性胃癌或胃食管交界处腺癌。

2017 年 9 月 22 日，美国 FDA 基于单臂 Ⅱ 期 KEYNOTE-059 试验结果批准帕博利珠单抗用于局部复发性晚期或转移性胃癌或胃食管交界处腺癌。

2021 年 3 月 22 日，美国 FDA 批准帕博利珠单抗联合铂类和氟尿嘧啶类化疗药物用于转移性或局部晚期食管或胃食管(GEJ)癌，不适合手术切除或根治性放化疗。

2021 年 5 月 5 日，美国 FDA 批准帕博利珠单抗联合曲妥珠单抗、氟尿嘧啶和含铂化疗药物用于局部晚期不可切除或转移性 Her-2 阳性胃或胃食管交界处腺癌患者的一线治疗。

KEYNOTE-811 研究是一项随机、双盲、安慰剂对照的 Ⅲ 期研究，旨在评估帕博利珠单抗联合曲妥珠单抗和化疗一线治疗 Her-2 阳性不可切除或转移性胃癌/胃食管交界处腺癌的疗效和安全性。结果显示帕博利珠单抗＋曲妥珠单抗＋化疗的 ORR 为 74.4%，对照组为 51.9%。

2. 过继性免疫疗法

> **MTCA-CTL** 联合化疗治疗晚期胃癌。

MTCA-CTL 免疫疗法在保证非 MHC 限制性、杀伤性 NK-T 细胞扩增的同时，定向扩增 MHC 限制性的 CD8＋特异性 CTL 细胞，使其在细胞培养产品中的比率可为 60%～70%，这两种杀伤细胞的共同作用，使杀伤癌细胞的效率更高。

中国医科院肿瘤医院发布国内新一代细胞免疫疗法 MTCA-CTL 联合化疗治疗胃癌 Ⅱ 期临床研究数据，与化疗组相比，联合治疗组治疗不可切除胃癌中位无进展生存期延长 135 天,中位生存期延长 120 天。

3. 细胞疗法

> **CT041**　是首个靶向 Claudin18.2 的实体瘤 CAR-T 细胞疗法。

　　2019 年 ASCO 年会上,CAR-Claudin18.2 T 细胞治疗胃癌/胰腺癌的临床数据更新显示,靶向 Claudin18.2 CAR-T 细胞治疗 12 例转移性腺癌(胃癌 7 例,胰腺癌 5 例),未发生严重不良事件、治疗相关死亡或严重神经毒性。11 例评估对象中：1 例(胃腺癌)完全缓解;3 例(胃腺癌 2 例、胰腺腺癌 1 例)部分缓解;5 例病情稳定;2 例病情进展;总客观缓解率为 33.3%。

　　2020 年 5 月,FDA 批准了 CT041 用于治疗 Claudin18.2 阳性的胃、胃食管连接处或胰腺腺癌患者的研究新药许可。

> **LB1908**　是一款靶向 Claudin18.2(CLDN18.2)的 CAR-T 细胞疗法。

　　LB1908 利用 VHH 抗体设计确保它对 CLDN18.2 具有高度的特异性。在临床前胃癌和胰腺癌的动物模型中,它都表现出强力的抗癌活性。

　　目前,这款在研 CAR-T 疗法已经进入剂量递增 I 期临床试验。在首例接受最低剂量 LB1908 治疗的患者中,表现出良好的安全性和初步抗癌活性。在接受治疗 180 天后,患者疾病稳定,而且在骨盆的肿瘤缩小 15%,位于身体其它部位的病灶显著缩小,患者的生活质量也获得显著提高。

> **CYNK-101** 一款经基因修饰的、冷冻保存的人类胚胎造血干细胞衍生的自然杀伤细胞疗法(NK 细胞疗法),属于同种异体来源的细胞疗法。

2022 年 1 月 18 日,FDA 授予 NK 细胞疗法 CYNK-101 快速通道资格,用于联合标准一线化疗、曲妥珠单抗和帕博利珠单抗,治疗 Her-2 阳性的晚期胃及胃食管结合部腺癌患者。

(三) 中医药在胃癌靶向、免疫治疗中的作用

1. 中医药在胃癌抗血管生成治疗中的作用

阿帕替尼属于小分子抗血管生成药物。一项观察益气健脾化瘀方联合阿帕替尼治疗晚期胃癌的临床研究显示,试验组的客观缓解率 33.33%,高于对照组的 23.33%;试验组患者 DCR 为 86.67%,亦略高于对照组的 83.33%,益气健脾化瘀方在一定程度上可以提高临床患者的客观缓解率及 DCR,并且阿帕替尼联合中药可延长患者总生存时间。在 KPS 评分指标上,益气健脾化瘀方联合阿帕替尼对比单药阿帕替尼更有助于患者体力的恢复。

2. 中医药可降低胃癌靶向治疗的不良反应

阿帕替尼治疗后易引发高血压、手足皮肤反应、疲劳等不良反应。临床研究结果表明,益气健脾化瘀方可减轻由阿帕替尼所引发的手足皮肤反应、疲劳等不良反应。研究报道,阿帕替尼服用过程中胃肠道不良反应发生率高达 33.3%～55%,主要包括腹泻、恶心、呕吐、腹痛,其中腹泻发生率高,占 34%左右,中医药干预可显著改善阿帕替尼引起的腹泻。王祎临床观察桂附理中汤干预胃癌阿帕替尼靶向治疗患者相关性腹泻(脾肾阳虚证)的作用,观察并记录口服桂附理中汤加减及蒙脱石散两组病人在治疗第 3 天、第 6 天、第 10 天的腹泻次数,依照腹泻次数的动态变化评价桂附理中汤以及蒙脱石散对患者的止泻作用。治疗第 3 天两组之间的差异无统计学

意义（$P>0.05$），治疗第 6 天、第 10 天两组之间的差异有统计学意义（$P<0.05$）。

3. 中医药在胃癌免疫治疗中的作用

太子参多糖对小鼠免疫功能作用的研究显示太子参多糖可显著增加小鼠免疫器官的重量，这一研究也表明了该多糖粗提取物对小鼠非特异性免疫功能的促进作用。陈丹丹等研究表明黄芪多糖可增加小鼠血清的 IL-6 含量，对增强气虚小鼠机体免疫力具有显著作用。茯苓多糖对裸鼠胃癌原位移植瘤具有抑制作用，其机制可能是通过提高机体免疫力的同时调控 Bcl-2/Bax 蛋白，上调促凋亡蛋白和下调抑制凋亡蛋白诱导胃癌细胞凋亡，从而抑制胃肿瘤细胞生长，促进肿瘤细胞凋亡。

综上所述，中医药在基础及临床研究中均表现出了其在胃癌靶向及免疫治疗中的优势。中医药在增强阿帕替尼临床疗效的同时，还可以减轻其带来的不良反应，提高病人生活质量。同时，中医药还可以调节肿瘤免疫微环境，提高机体免疫力，增强抗肿瘤治疗疗效。

十一、胃肠间质瘤

胃肠间质瘤（gastrointestinal stromal tumor，GIST）是胃肠道最常见的间叶源性肿瘤，也是迄今为止靶向治疗最成功的实体肿瘤，多数继发于 KIT/PDGFRA 突变。GIST 可以发生于胃肠道的任何部位，胃和小肠最常见，偶发于胃肠外。GIST 无特异性症状，可以表现为腹部疼痛或肿块、腹腔或消化道出血等，有时会继发肿瘤破裂或梗阻而需急症处理。转移/复发是 GIST 治疗中的常见事件，腹膜和肝脏是常见的转移部位，淋巴结和其他部位转移少见。根据是否初治和有无合并转移，可把 GIST 区分为"原发局限性"及"复发和（或）转移性"两种临床类型。

GIST 是胃肠道最常见的间叶组织源性肿瘤,占胃肠道恶性肿瘤的 0.1%～3%。胃和小肠是 GIST 最常见的原发部位,结直肠、食管及胃肠道外少见。GIST 作为一种小瘤种,建立 GIST 专病登记数据库的国家和地区很少,多是合并在某些其他肿瘤登记库收集的 GIST 数据,早年不少 GIST 是在转移后或表现出恶性生物学行为后才被登记,导致真实发病率被低估。现有资料显示全球平均年发病率为 10～15 例/百万人,东亚人群发病率略高于欧美。中国年发病率在 4.3～22 例/百万人,其中中国上海、香港地区及韩国的发病率为 19～22 例/百万人。

GIST 应采取个体化综合治疗原则,根据患者肿瘤部位、大小、有无转移等,综合评估后决定治疗方式。手术是目前 GIST 最重要的治疗手段,其他还包括分子靶向治疗等。

(一) 分子靶向治疗

1. KIT/PDGFRα

KIT(又称 CD117),是一种在造血干细胞等细胞表面表达的细胞因子受体。c-KIT 是胃肠间质瘤治疗的有效靶点,在细胞的转移和分化过程中起着重要的作用,它的过量表达与胃肠间质瘤密切相关。

PDGFRα(platelet-derived growth factor receptor alpha,血小板源性生长因子受体 α 多肽),在 GIST 中有较大表达概率,因此常作为 GIST 诊断中的参考指标。

约有 90%的 GIST 患者的致病因素与 KIT 或 PDGFRα 基因突变有关,85%以上的 GIST 属于 KIT 基因突变激活,5%为 PDGFRα 基因突变。

> **伊马替尼(Imatinib)** 用于 GIST 的治疗。
>
> 伊马替尼通过阻断三磷酸腺苷(ATP)与酪氨酸激酶活性部分的结合,对 c-KIT 的酪氨酸激酶活性具有强烈的抑制作用。

　　美国 FDA 在 2002 年 2 月批准伊马替尼用于 GIST 治疗，2010 年 5
月批准伊马替尼用于 KIT(CD117)阳性、原发病灶手术切除后有明显
复发的成人 GIST 的辅助治疗。

　　《中国 GIST 诊断治疗专家共识》推荐中危 GIST 患者在手术后接
受伊马替尼辅助治疗时间至少 1 年，高危患者 GIST 辅助治疗时限至
少 2 年。

> **瑞普替尼(Ripretinib)**　　用于治疗晚期 GIST 患者。

　　2020 年 5 月 15 日，美国 FDA 批准瑞普替尼上市。2021 年 3 月 31
日，中国 NMPA 批准瑞派替尼用于治疗接受过包括伊马替尼在内的 3
种及以上激酶抑制剂治疗的晚期 GIST 患者。

　　瑞普替尼获得美国 FDA 审批是基于 INVICTUS Ⅲ 期研究的结果，
在该研究中，瑞普替尼与安慰剂相比，疾病进展或死亡的风险降低了
85%(HR 0.15，$P<0.000\ 1$)，中位无进展生存期为 6.3 个月，而安慰
剂组仅为 1.0 个月；瑞普替尼组的 ORR 为 9.4%，而安慰剂为 0%
($P=0.0504$)。

2. PDGFRα 外显子 18 突变

　　PDGFRα 外显子 18 突变约占 1.2%～12.8%，是 GIST 中第二
常见的突变基因。大多数 PDGFRα 突变的 GIST 发生在胃部。约
70%的 PDGFRα 突变为外显子 18 的 D842V 突变，该突变介导伊马
替尼原发性耐药。

> **阿伐普利尼(Avapritinib)**　　针对 PDGFRα 呈阳性的
> 患者的治疗。

　　阿伐普利尼可选择性结合 PDGFRα 和 KIT 蛋白。2020 年 1 月，美
国 FDA 批准了阿伐普利尼可用于 PDGFRα 外显子 18 突变(包括
D842V 突变)呈阳性的患者。

该批准是基于 NAVIGATOR 试验的结果,在特定的 PDGFRα 外显子 18 突变患者人群中,阿伐普利尼的 ORR 为 84%,针对 PDGFRα 患者 D842V 突变,ORR 为 89%。

3. 多靶点

舒尼替尼(Sunitinib) 主要用于伊马替尼治疗失败或不能耐受的晚期 GIST 患者。

瑞戈非尼(Regorafenib) 无法手术切除的或转移性的胃肠间质瘤患者。

瑞戈非尼为口服的多靶点激酶抑制剂,可抑制 VEGFR-1/2/3、TIE-2、BRAF、KIT、RET、PDGFR 和 FGFR。

瑞戈非尼获得美国 FDA 批准用于治疗既往接受过伊马替尼、舒尼替尼治疗效果不佳的局部晚期、无法手术切除的或转移性的胃肠间质瘤患者。

该批准是基于 GRID 研究的结果,研究入组了 199 例既往接受过伊马替尼及舒尼替尼治疗的不可手术切除的、局部晚期或转移性 GIST,瑞戈非尼的中位 PFS 为 4.8 个月,而安慰剂组为 0.9 个月,OS 无统计学差异,安全性良好。

(二) 免疫治疗

伊利沙定疫苗 是针对 GIST 患者治疗的免疫制剂。

伊利沙定疫苗是一种同种异体树突状细胞(DC)疗法,是从健康人血液中提取的树突细胞,然后在体外被激活,产生大量有针对性的免疫刺激因子,制备成疫苗,直接注射在患者的肿瘤部位。2020 年 12 月,伊利沙定被 FDA 授予快速通道指定用于治疗胃肠间质瘤(GIST)患者。

一项Ⅰ/Ⅱ期临床试验(NCT02432846)结果显示,6例晚期、无法手术并且已经进行靶向治疗后耐药的胃肠间质瘤患者接受伊利沙定治疗,2例患者为临床部分缓解,ORR为33%,中位无进展生存期为4.0个月,中位总生存期为19.0个月。这两例患者中一位接受了伊利沙定+瑞戈非尼的三线治疗,获得了9个月的疾病稳定期;另一例患者接受了伊利沙定+舒尼替尼的二线治疗,获得了12个月的疾病稳定期。

(三) 中医药对胃肠间质瘤的作用

北京中医药大学刘佳丽研究发现半夏泻心汤对Cx43-siRNA转染抑制的胃肠间质瘤细胞GIST-882的增长具有促进作用。半夏泻心汤药物干预后,全方组对细胞的凋亡率呈现一定的上升趋势,细胞周期在G2期比例显著上升,S期有上升趋势但无差异,G1期所占比例下降,表明半夏泻心汤干预后解除了G1期细胞的阻留,通过细胞周期促进了Cx43-siRNA转染抑制GIST-882细胞的增殖。

临床试验报道甲磺酸伊马替尼常见的不良反应有轻中度眼周水肿、胃肠道反应、疲劳、肌痛、皮炎等。天津中医药大学牛倩倩等将胃肠间质瘤复发转移患者接受伊马替尼治疗后出现的重型皮炎,按中医"孤惑"辨之,病位在口唇、肌表,实际为肺、胃和血分,病机关键为病体湿浊久蕴、生热成毒,药邪袭入直犯肺胃,毒热稽留入营入血而成。热毒蒸腐气血致瘀浊泛溢,流注唇口,则生溃烂;热势下蚀,则周身发疱、皮肤燥痛。故立法凉营清肺、透热解毒,选用清营汤合麻杏石甘汤加味化裁,清营以折血分毒热,透热转气,宣肺解毒以泄气分瘀浊。从湿浊热毒论治,患者皮损迅速改善,病况逐渐好转。

因此,联合中医药精准辨证干预不仅可有效改善伊马替尼所致皮肤损伤,对胃肠间质瘤的有效性及安全性的探讨也非常值得关注与期待。

十二、结 直 肠 癌

结直肠癌(colorectal cancer)是常见恶性肿瘤,发病率和死亡率均呈上升趋势,据 2020 年全球癌症统计数据,我国结直肠癌新发病例为 55.5 万,居恶性肿瘤第三位。男性和女性发病人数分别为 31.9 万和 23.6 万,发病率为 23.9/10 万,男性高于女性。死亡率为 12.0/10 万,居第五位。结直肠癌死亡病例数男性和女性分别为 16.5 万和 12.1 万,死亡率分别为 14.8/10 万和 9.4/10 万。

结肠癌(colon cancer)在 41～65 岁人群发病率高,近 20 年,尤其是在大城市中,该人群发病率明显上升,且有结肠癌多于直肠癌的趋势。

结直肠癌应采取个体化治疗原则。早期结直肠癌,外科手术可达到根治的目的;中晚期结直肠癌,多以手术为主的综合治疗,围手术期应用化疗、放疗;复发或转移性结直肠癌,采取化疗、靶向或免疫治疗。在结直肠癌的诊治过程中,要特别重视多学科联合会诊(MDT)的重要性,局部和全身治疗相结合。

(一) 分子靶向治疗

1. EGFR

EGFR 的过表达往往与结直肠癌较差的预后相关,因此抗EGFR 治疗在结直肠癌中发挥重要作用。

西妥昔单抗(Cetuximab) 针对晚期结直肠癌患者的治疗。

2004 年,美国 FDA 批准西妥昔单抗治疗有远处转移的晚期结直肠癌。在西妥昔单抗治疗前必须行基因检测,RAS 和 BRAF 基因全野生型的患者才可使用西妥昔单抗。西妥昔单抗单药有效率只有 20%

左右,常推荐与化疗联合使用。

> **帕尼单抗(Panitumumab)**   用于 RAS 基因野生型的
> 晚期转移性结直肠癌患者。

帕尼单抗是第一个全人源性的针对 EGFR 的 IgG2 型单抗,比西妥昔单抗对 EGFR 具有更高的亲合力。

2. KRAS

RAS 基因包括 NRAS,HRAS 和 KRAS。其中,KRAS 是最常见的致癌基因(占所有 RAS 突变的 85%),存在于 90% 的胰腺癌、30%~40% 的结肠癌、15%~20% 的肺癌中。KRAS G12C 是一种特定的 KRAS 亚突变,是第 12 个密码子的甘氨酸被半胱氨酸取代,约占所有 KRAS 突变的 44%,大肠腺癌占 5%。RAS 突变的患者不应使用西妥昔单抗或帕尼单抗。

> **索托拉西布(Sotorasib, AMG510)**   首款抵达临床阶
> 段的 KRAS G12C 抑制剂。

2020 年 ESMO 大会亚洲分会公布的数据,索托拉西布在多种消化系统肿瘤的治疗中展现出了良好的安全性与初步疗效。Ⅰ 期的 CodeBreaK 100 试验结果显示,索托拉西布治疗 42 例 KRAS G12C 突变型结直肠癌患者,ORR 为 7.1%,DCR 为 76.2%。绝大多数患者对于治疗的耐受性良好。

> **阿达格拉西布(Adagrasib, MRTX849)**   针对 KRAS
> G12C 突变的特异性优化口服抑制剂。

阿达格拉西布通过在非活性状态下与 KRAS G12C 不可逆地结合,阻止其发送细胞生长信号并导致癌细胞死亡。

2021 年 ESMO 大会上报道的Ⅰ/Ⅱ期 KRYSTAL-1 试验的结果表明,无论单独使用阿达格拉西布还是与西妥昔单抗联合使用,对于 46 例 KRAS G12C 突变型结直肠癌患者,ORR 为 22%,DCR 为 87%,中位缓解持续时间为 4.2 个月,中位无进展生存期为 5.6 个月。

3. VEGF

贝伐珠单抗(Bevacizumab) 是一种重组的人源化抗血管内皮生长因子(VEGF)的单克隆抗体。

贝伐珠单抗用于晚期大肠癌的一、二、三线治疗,还可联合 FOLFOX、FOLFIRI、CapeOX 或 5-FU/CF 方案作为转移性结直肠癌的一线方案。

呋喹替尼(Fruquintinib) 是一种高选择性的 VEGFR1-3 的抑制剂。

呋喹替尼可用于既往接受过氟尿嘧啶类、奥沙利铂和伊立替康为基础的化疗,以及既往接受过或不适合接受抗血管内皮生长因子(VEGF)治疗、抗表皮生长因子受体(EGFR)治疗(RAS 野生型)的转移性结直肠癌患者的治疗。FRESCO 研究中,呋喹替尼组患者的中位生存期为 9.30 个月,较安慰剂组显著延长 2.73 个月,中位无进展生存期对比为 3.71 个月 vs 1.84 个月。

阿柏西普(Ziv-aflibercept) 是一种血管生成抑制剂。

2012 年美国 FDA 批准阿柏西普治疗转移性结直肠癌。该药适应症是联合 FOLFIRI 方案二线治疗已使用含奥沙利铂方案疾病出现进展的患者。

4. BRAF

BRAF 基因是 RAF 基因家族中的重要一员，该基因位于人类 7 号染色体上，编码 RAF 家族丝氨酸/苏氨酸蛋白激酶。该蛋白在调节 MAPK/ERK 信号通路中起作用，影响细胞分裂和分化。

BRAF 若发生突变，则抗 EGFR 治疗（西妥昔单抗和帕尼单抗）对 RAS 野生型的患者无效。结肠癌患者中有 7%～10% 的携带 BRAF V600E 突变，中位总生存期为 11 个月。

> **康奈非尼＋西妥昔单抗**　是一款 BRAF V600E 抑制剂。

2020 年 4 月 8 日，美国 FDA 批准康奈非尼和西妥昔单抗联合治疗携带 BRAF V600E 突变的转移性结直肠癌患者。

> **伊立替康＋西妥昔单抗＋维莫非尼**　适用于 RAS 野生型/BRAF V600E 突变的转移性结直肠癌患者。

> **达拉非尼＋曲美替尼＋西妥昔单抗**　适用于 RAS 野生型/BRAF V600E 突变的转移性结直肠癌患者。

5. 多靶点

> **瑞戈非尼（Regorafenib）**　为口服的多靶点激酶抑制剂。

瑞戈非尼可抑制 VEGFR-1/2/3、TIE-2、BRAF、KIT、RET、PDGFR 和 FGFR。适应症为既往接受过以氟尿嘧啶、奥沙利铂和伊立替康为基础的化疗，以及既往接受过或不适合接受抗 VEGF 治疗、抗 EGFR 治疗（RAS 野生型）的转移性结直肠癌患者。该适应症是基于 CORRECT 研究，共 760 例经标准治疗后仍然出现疾病进展的结直肠癌患者入组，结果表明瑞戈非尼组患者的中位 OS 为 6.4 个月,显著长于安慰剂对照组。

6. Her-2

> **曲妥珠单抗德鲁替康(Trastuzumab Deruxtecan, DS-8201)** 可缓解肿瘤进展。

2020 年 ASCO 会议上报道的 DESTINY-CRC01 是一项针对既往接受过两线及以上标准治疗的 Her-2 阳性,不可切除和(或)转移性结直肠癌患者开展的 II 期临床试验。结果表明,经 DS-8201 单药治疗后,患者的肿瘤客观缓解率为 45.3%,其中完全缓解率为 1.9%,部分缓解率为 43.4%,DCR 达 83.0%,患者的中位无进展生存期为 6.9 个月。

> **曲妥珠单帕十帕妥珠单抗** 对肿瘤细胞有抑制作用。

曲妥珠单抗和帕妥珠单抗分别与不同 Her-2 结构域结合,对肿瘤细胞可产生协同抑制作用。MyPathway 研究旨在探讨帕妥珠单抗 + 曲妥珠单抗用于 Her-2 扩增转移性结直肠癌患者疗效,结果表明帕妥珠单抗 + 曲妥珠单抗的耐受性良好,可作为 Her-2 扩增转移性结直肠癌患者的治疗方案。

> **曲妥珠单抗十拉帕替尼** 治疗 Her-2 阳性且 KRAS 野生型 mCRC 患者。

HERACLES 研究结果显示曲妥珠单抗联合拉帕替尼在可评估的 23 例患者中,客观缓解率 35%(8/23)。

(二)免疫治疗

1. PD-1/L1 抑制剂

结直肠癌患者对于免疫检查点抑制剂的疗效有赖于微卫星不

稳定性(MSI)或错配修复基因状态(MMR)。多项研究已证实，微卫星高度不稳定和错配修复基因功能缺陷(MSI-H/dMMR)的结直肠癌患者对免疫检查点抑制剂反应良好，而微卫星稳定和错配修复基因功能完整(MSS/pMMR)的结直肠癌患者对免疫检查点抑制剂几乎无应答。

纳武利尤单抗(Nivolumab) 针对转移性结直肠癌。

2017 年 8 月，美国 FDA 批准纳武利尤单抗用于氟尿嘧啶、奥沙利铂、伊立替康治疗后疾病进展的 MSI-H 或 dMMR 的转移性结直肠癌患者。

帕博利珠单抗(Pembroliznmab) 用于大肠癌患者的治疗。

2020 年 6 月 29 日，美国 FDA 批准帕博利珠单抗作为一线治疗不可切除或转移性 MSI-H 或 dMMR 大肠癌的患者。

2. 免疫＋靶向或免疫＋免疫

纳武利尤单抗＋伊匹木单抗 用于治疗 12 岁及以上 MSI-H 或 dMMR，使用氟尿嘧啶、奥沙利铂和伊立替康治疗后进展的转移性结直肠癌患者。

2018 年 7 月 10 日，美国 FDA 批准伊匹木单抗联合纳武利尤单抗用于临床治疗。

CheckMate 142 的一个研究队列中，评估了纳武利尤单抗＋伊匹木单抗用于先前至少接受 2 种治疗的 MSI-H/dMMR 患者的疗效，结果显示，该联合治疗的客观缓解率为 55%，12 周 DCR 为 80%，1 年 PFS率和 OS 率分别为 71%和 85%。

瑞戈非尼＋纳武利尤单抗 对于标准治疗无效的 MSS 型 mCRC 的 ORR 为 36%。

3. 疫苗

Oncovax 疫苗 是采用患者自体大肠癌细胞开发的肿瘤细胞疫苗,对患者产生个性化免疫应答。

Oncovax 疫苗是一种由经照射后无增殖和无致瘤性但具有代谢活性的自体肿瘤细胞与活减毒分枝杆菌(TICE BCG)结合而成的患者自体肿瘤细胞疫苗。通过从切除的大肠癌组织中提取、纯化肿瘤细胞,再经放射处理,然后接种给患者,针对手术后可能存在于患者体内的残留癌细胞产生有效和个性化的免疫应答。

在随机Ⅲ期临床试验中探索了 Oncovax 对 254 例Ⅱ、Ⅲ期结肠癌患者的疗效,患者随机分入手术组(对照组,126 例)和手术＋疫苗组(治疗组,128 例),中位随访期为 5.3 年(8～107 个月),发现 Oncovax 对Ⅲ期结肠癌患者无显著疗效,但可明显延长Ⅱ期结肠癌患者的无复发期,并且总复发风险和死亡风险降低。

PolyPEPI1018 疫苗

PolyPEPI1018 是一种多肽疫苗,由 6 个合成蛋白片段组成,含有 12 种免疫原性表位,疫苗可诱导针对大肠癌细胞中常见的 7 种癌抗原的免疫反应,从而产生针对大肠肿瘤的持久应答,同时对健康细胞没有损伤。

2020 年 ASCO 大会上报告了一款新型的结直肠癌疫苗,PolyPEPI1018 用于转移性结直肠癌一线化疗后作为维持治疗的安全性和有效性,结果显示,在 11 名接种疫苗的患者中,3 名病情进展,5 名病情稳定,3 名部分缓解。

（三）中医药在结直肠癌靶向、免疫治疗中的作用

1. 中医药在结直肠癌抗 EGFR 单抗治疗中的作用

RAS 基因突变是抗 EGFR 单抗治疗转移性结直肠癌的不良预测指标，有研究表明中医药对于提高西妥昔单抗在 RAS 突变型结直肠癌治疗中的疗效起到积极作用。Chen 等将 β-榄香烯和西妥昔单抗联合治疗 KRAS 突变型结肠癌细胞 HCT116 和 Lovo，发现两者有协同作用，细胞呈非凋亡模式死亡，并可抑制肠癌细胞的迁移；动物实验发现两者可抑制 KRAS 突变型肠癌的生长和淋巴结转移。进一步的机制研究发现 β-榄香烯联合西妥昔单抗可诱导铁依赖的活性氧的积累、谷胱甘肽的消耗、脂质的过氧化反应、转铁蛋白的上调，以及铁死亡负性调节蛋白的下调，并降低间叶细胞标志物的表达、促进上皮标志物的表达；铁死亡抑制剂可消除两者对 KRAS 突变型结肠癌细胞的作用。该研究表明 β-榄香烯联合西妥昔单抗通过诱导铁死亡和抑制 EMT 对 KRAS 突变型结直肠癌发挥治疗作用。

2. 中医药在结直肠癌抗血管生成治疗中的作用

新生血管生成是肿瘤发生、发展和转移的重要因素，抗血管生成治疗可有效抑制肿瘤的生长。研究表明中医药能够抑制结直肠癌新生血管的生成。Lin 等研究发现，白花蛇舌草提取物可通过下调血管内皮细胞和结肠癌 VEGF 的表达抑制结肠癌肿瘤血管的生成。Yang 等发现半枝莲提取物半枝莲多糖通过抑制 Her-2 通路抑制肿瘤血管生成。

基础研究表明，中医药在配合贝伐珠单抗治疗结直肠癌方面也起到积极作用。Li 等研究发现 β-榄香烯和贝伐珠单抗联合可抑制 HCT-116 人结肠癌细胞的增殖和肿瘤血管生成，促进细胞凋亡，并抑制肠癌荷瘤小鼠肿瘤的生长。上海中医药大学研究的胃肠安方（由太子参、白术、茯苓、大血藤、藤梨根、菝葜、陈皮、夏枯草组成）能抑制人结肠癌 HCT-116 裸鼠皮下移植瘤的生长，促进细胞凋亡，抑

制肿瘤血管生成。胃肠安方与贝伐珠单抗联合具有协同抗肿瘤作用。此外,有研究发现姜黄提取物联合贝伐珠单抗也可显著抑制HT29结肠癌荷瘤小鼠的肿瘤生长。

临床研究方面,一项评价黄慈颗粒(熟地黄、女贞子、肉苁蓉、蛇莓、山慈菇、丹参、八月札等)＋化疗西妥昔单抗(CET)[或贝伐珠单抗(BEV)]治疗mCRC的疗效和安全性的随机、双盲、安慰剂对照的临床试验,共纳入320例患者,在200例一线治疗患者中,治疗组和对照组的MPFS分别为9.59个月和6.89个月($P=0.027$),中药是影响PFS的独立因素。在120例二线治疗患者中,治疗组和对照组的MPFS分别为6.51个月和4.53个月($P=0.020$)。与对照组相比,黄慈颗粒治疗组的临床症状显著改善,3、4级不良事件更少。该研究表明黄慈颗粒＋化疗CET(或BEV)可延长mCRC患者的PFS,提高生活质量,减少不良反应,具有较好的安全性。

3. 中医药可降低结直肠癌靶向治疗的不良反应

西妥昔单抗治疗后往往会出现诸如痤疮样皮疹等不良反应,严重影响患者的生活质量。目前治疗以抗炎、抗过敏和局部护理为主。中医药干预可明显缓解西妥昔单抗导致的皮疹,改善患者的生活质量。中山大学肿瘤防治中心将西妥昔单抗所致的痤疮样皮疹分成4型:肺经风热型,泻白散＋消风散加减;肠胃湿热型,清胃散＋六一散加减;血瘀痰湿型,桃红四物汤＋二陈汤加减;阴虚型,益胃汤＋四物汤加减。该中心的研究表明内服中药配合金银花煮水外洗,与不用中药或西药治疗组相比,明显减轻西妥昔单抗引起的痤疮样皮疹,且无明显毒副反应。首都医科大学附属北京中医医院用自制的祛毒软膏(马齿苋、花椒、苍术、防风、枳壳、芒硝、白矾、连翘、生侧柏叶、葱白等)治疗西妥昔单抗所致的痤疮样皮疹,较克林霉素磷酸酯凝胶外用组,能明显改善患者的临床症状。另外一项前瞻性研究纳入了139例接受表皮生长因子受体抑制剂(EGFRIs)

治疗的结直肠癌和肺癌患者,随机分为皮疹发生前金银花预防治疗组(A 组)、皮疹时金银花治疗组(B 组)和皮疹发生时米诺环素治疗组(C 组)3 组,结果 A、B 和 C 组 EGFRIs 导致的痤疮样皮疹的发生率分别为 56.5%、68.1%和 71.7%($P = 0.280$),3 组患者皮肤瘙痒恢复的中位时间分别为 22、36、58 天($P = 0.016$),并且 A 组严重皮疹的发生率显著降低。该研究表明金银花能有效降低 EGFRIs 导致的痤疮样皮疹的发生率和严重程度,改善皮肤瘙痒的恢复时间,且金银花预防性处理的效果更优。

4. 中医药在结直肠癌免疫治疗中的作用

PD-1/PD-L1 免疫检查点抑制剂在 MSI-H 型结直肠癌治疗中具有显著作用,但对 MSS 型结直肠癌的疗效甚微。中医药在调节结直肠癌免疫功能、调控肿瘤免疫微环境等方面具有独特优势。

片仔癀是著名的中成药,由三七、麝香、牛黄、蛇胆等组成。Chen 等研究发现片仔癀不仅可以抑制结肠癌细胞的增殖,而且可以抑制结肠癌的免疫逃逸,提高肿瘤组织中 CD8 + T 细胞的浸润,并且片仔癀与 PD-1/PD-L1 抗体联合后,小鼠结肠癌的肿瘤生长速度减慢,CD8 + T 细胞的浸润和功能增强。

Sun 等证实了人参皂苷(Rg3)可以作为一种抗结肠癌细胞免疫原性细胞死亡(ICD)诱导剂,槲皮素(QTN)可以提高 Rg3 的 ICD 效应。该研究开发了一种叶酸(FA)靶向聚乙二醇(PEG)修饰的两亲性环糊精纳米颗粒包裹 Rg3 和 QTN,合成的纳米制剂(CD-PEG-FA. Rg3. QTN)显著增强了原位肠癌小鼠肿瘤的靶向性,导致免疫抑制微环境的转化,并且 CD-PEG-FA. Rg3. QTN 联合抗 PD-L1治疗显著延长了小鼠的生存时间。

黄芪是中医临床常用的补气药,PG2 是一种从黄芪中分离出来的多糖,具有潜在的免疫调节活性,Chang 等研究发现 PG2 可下调细胞表面 PD-L1 的表达,在免疫治疗中发挥重要作用。Wu 等开发了一种黄芪甲苷Ⅲ和光动力疗法反应物氯 c6 组成的结肠癌免疫治疗方法 $[(As^+Ce_6)@MSNs-PEG]$，其不仅能有效激活 NK 细胞，抑制肿瘤细胞增殖；而且能到达肿瘤部位，诱导免疫细胞向肿瘤浸润，增强体内 NK 细胞和 CD8 ＋ T 细胞的细胞毒性。该研究还发现 $(As^+Ce_6)@MSNs-PEG$ 治疗显著抑制小鼠肿瘤生长，延长荷瘤小鼠生存时间。此外，Gu 等研究发现蒙古黄芪可以抑制 M2 型巨噬细胞的极化，从而抑制结肠癌细胞的生长和转移。

有研究发现中药复方薏苡附子败酱散阻断了 $Apc^{Min/+}$ 小鼠肿瘤的发生和发展，且小鼠的肠系膜淋巴结中的 CD4 ＋、CD25 ＋、Foxp3 阳性 Treg 细胞数量减少。该研究表明复方薏苡附子败酱散介导的 Treg 细胞的变化抑制了结肠癌细胞的生长。

综上所述，基础和临床研究均表明中医药在结直肠癌靶向和免疫治疗中具有独特的优势。首先，中医药不仅可以改善 RAS 突变型结直肠癌西妥昔单抗的原发耐药，提高抗 EGFR 单抗在结直肠癌治疗中的疗效，而且可以降低西妥昔单抗所导致的痤疮样皮疹的发生率，缓解临床症状。其次，中医药不仅具有抗血管生成作用，而且可以增强贝伐珠单抗对于结直肠癌的抗血管生成疗效。再次，中医药可以调节结直肠癌的免疫微环境，增强结直肠癌的免疫功能，提高 PD-1/PD-L1 的治疗疗效。

十三、肝癌

肝癌指起源于肝细胞和肝内胆管上皮细胞的恶性肿瘤，所以肝癌组织学分类主要分为肝细胞型、肝内胆管细胞型和混合型。本章所述的肝癌指的是肝细胞肝癌。

肝癌是我国第 5 位常见恶性肿瘤及第 2 位肿瘤致死病因，其发病率在局部地区仍有上升趋势；患者就诊时多为中晚期，早中期肝癌患者占比不到 30%，产生的社会疾病负担巨大；而且我国肝癌患者多以乙肝病毒感染肝硬化为背景，肝内肿瘤负荷大，合并门脉癌栓概率大，肝功能较差等，与欧美等发达国家肝癌人群具有较大差异。

　　肝癌的治疗主要取决于肝癌的巴塞罗那（BCLC）分期和肝功能 Child-Pugh 分级，包括手术切除、肝动脉介入治疗、局部射频消融治疗、放射治疗、化疗、靶向治疗及免疫治疗等。

（一）分子靶向治疗

1. 多靶点药物

> **索拉非尼（Sorafenib）**　一种口服的多靶点、多激酶抑制剂，既可以通过抑制血管内皮生长因子受体（VEGFR）和血小板源性生长因子受体（PDGFR）阻断肿瘤血管生成，又可通过阻断 RAF/MEK/ERK 信号传导通路抑制肿瘤细胞增殖，从而发挥双重抑制、多靶点阻断作用。

　　2007 年 10 月，美国 FDA 批准索拉非尼一线治疗无法切除的肝细胞癌（HCC）患者。

> **仑伐替尼（Lenvatinib）**　多靶点受体酪氨酸激酶抑制剂，可抑制 VEGFR1/2/3、FGFR1/2/3/4、PDGFRα、KIT 和 RET。

　　2018 年 8 月 17 日，美国 FDA 批准仑伐替尼用于无法切除的 HCC 一线治疗。

> **瑞戈非尼（Regorafenib）**　一款口服多激酶抑制剂。

　　2017 年 4 月 28 日，美国 FDA 批准瑞戈非尼用于索拉非尼耐药肝癌的二线治疗。

卡博替尼(Cabozantinib) 属多靶点酪氨酸酶抑制剂,靶点包括 MET、VEGFR1/2/3、ROS1、RET、AXL、NTRK 和 KIT。

2018 年 5 月,美国 FDA 批准卡博替尼用于晚期肝癌的二线治疗。

多纳非尼(Donafenib) 一款口服多靶点多激酶抑制剂。

2021 年 6 月 9 日,中国 NMPA 批准多纳非尼用于既往未接受过全身系统性治疗的不可切除肝细胞癌患者。

在 ZGDH3 研究中,共纳入中国 37 个研究中心未经治疗的晚期肝细胞癌患者,结果显示,多纳非尼组的中位总生存期显著长于索拉非尼组(12.1 个月 vs 10.3 个月),两组的中位无进展生存期无差异,ORR 为 4.6% vs 2.7%,DCR 为 30.8% vs 28.7%。

2. VEGF

雷莫芦单抗(Ramucirumab) 用于甲胎蛋白(AFP)≥400 ng/ml 且之前已接受过索拉非尼治疗的肝细胞癌患者。

2019 年 5 月 10 日,美国 FDA 批准雷莫芦单抗用于临床。本次批准是基于Ⅲ期 REACH-2 试验结果,雷莫芦单抗可明显改善患者中位 OS(8.1 月 vs 5.0 月),延长中位 PFS(2.8 月 vs 1.5 月),提高 ORR(5.4% vs 0.9%)和 DCR(56.3% vs 37.2%)。此外,研究人员发现 AFP 高于 400 ng/ml 的患者获益更多。

(二)免疫治疗
1. PD-1/L1 抑制剂

纳武利尤单抗(Nivolumab) 用于索拉非尼耐药的

晚期肝癌患者。

2017年9月22日,基于Ⅱ期临床试验Checkmate-040,美国FDA批准纳武利尤单抗用于该适应症的治疗。

帕博利珠单抗(Pembrolizumab)　　用于晚期肝癌的二线治疗。

2018年11月9日,美国FDA批准帕博利珠单抗用于索拉非尼耐药HCC的二线治疗。

替雷利珠单抗(Tislelizumab)　　用于治疗至少经过一种全身治疗的肝癌患者。

2021年6月23日,中国NMPA批准替雷利珠单抗用于治疗至少经过一种全身治疗的肝癌患者。

此次获批是基于一项全球多中心的Ⅱ期临床试验RATIONALE 208研究,该研究旨在评估单药用于治疗既往接受过至少一种全身治疗的肝细胞癌患者的疗效和安全性。所有入组患者中,二线患者占比55.4%,三线及后线患者占比44.6%。结果显示,中位无进展生存期达2.7个月,中位总生存期达13.2个月,客观缓解率达13.3%,其中近80%的患者持续缓解时间超过一年。

2. CTLA-4抑制剂

纳武利尤单抗+伊匹木单抗　　用于治疗肝细胞癌患者。

2020年3月11日,美国FDA批准纳武利尤单抗+伊匹木单抗治疗既往接受过索拉非尼治疗的肝细胞癌患者。

CheckMate 040研究评估了接受索拉非尼治疗的晚期肝癌患者,应用伊匹木单抗联合纳武利尤单抗治疗的安全性和疗效,结果显示客观缓解率为 32％,中位生存期为 23 个月。

3. 免疫+抗血管生成

> **阿替利珠单抗+贝伐珠单抗**　用于一线治疗无法切除或转移性的肝细胞癌患者。

2020 年 5 月 30 日,美国 FDA 批准阿替利珠单抗+贝伐珠单抗联合方案用于临床。

> **信迪利单抗+贝伐珠单抗**　用于既往未接受过系统治疗的不可切除或转移性肝细胞癌的一线治疗。

2021 年 6 月 25 日,NMPA 批准信迪利单抗联合贝伐珠单抗用于临床。

> **帕博利珠单抗+仑伐替尼**　用于一线治疗无法切除的肝细胞癌患者。

2019 年 7 月,美国 FDA 批准帕博利珠单抗+仑伐替尼用于临床。

> **卡瑞利珠单抗+阿帕替尼**　治疗晚期肝癌。

Ⅱ期 RESCUE 试验的结果显示,卡瑞利珠单抗+阿帕替尼治疗晚期肝癌,初治患者的 ORR 为 34％,中位无进展生存期 5.7 个月,中位总生存期 20.3 个月;一线靶向治疗进展的患者 ORR 为 23％,中位无进展生存期 5.5 个月。

(三) 中医药在肝癌靶向、免疫治疗中的作用

1. 中医药在肝癌多靶点类药物治疗中的作用

有研究指出,索拉非尼联合茯苓四逆汤与单纯索拉非尼、单纯

中药治疗相比能显著改善晚期原发性肝癌患者的生存时间。治疗后联合组及中药组两组患者 CD3＋、CD8＋细胞百分率和 CD4＋/CD8＋比值的变化与西药组比较，差异均有统计学意义（$P<0.05$），提示中药治疗可改善患者的免疫功能，从而提高机体自身抗肿瘤作用。Li 等研究发现青蒿的提取物青蒿琥酯与索拉非尼联合使用可协同增强对细胞生长的抑制作用，并通过裂解的聚 ADP 核糖聚合酶和 MMP9 蛋白表达水平来诱导肝癌细胞凋亡。Lam W 等指出，黄芩汤可通过增加 hMCP1 的表达和增强巨噬细胞向 M1 表型极化以增强索拉非尼的治疗作用，并通过增加肿瘤的 AMPKα‑P 和 ULK1‑S555‑P 来影响自噬，从而增强索拉非尼的抗肿瘤活性，刺激肿瘤自噬和凋亡以及肿瘤微环境的免疫反应来增强索拉非尼的抗肿瘤活性。

2. 中医药在肝癌抗血管生成治疗中的作用

Zhang 等证实了黄芪和郁金可恢复肝癌内皮细胞的血管正常化，并增强内皮网络的形成。Li 等发现，槐耳多糖作为槐耳颗粒的主要活性成分，可以抑制 HIF‑1α/VEGF 和 AUF‑1/AEG1 信号通路，从而在肝癌中发挥抗复发和转移的作用。姜黄素和大黄素可以抑制肿瘤细胞的增殖，促进其凋亡，抑制肿瘤血管生成，提高肿瘤细胞对放疗和化疗的敏感性。

3. 中医药可降低肝癌靶向治疗的不良反应

临床和实验研究表明，左归丸、姜黄胶囊等相关中药制剂遵循"补肾益肝、影响干细胞及其微环境"的治疗原则，通过调节肝再生微环境以此减缓靶向治疗过程中的不良反应。此外，有研究发现，生姜泻心汤口服可明显降低索拉非尼导致手足皮肤反应发生率。

4. 中医药在肝癌免疫治疗中的作用

淫羊藿苷是一种从淫羊藿中提取的异戊烯基黄酮衍生物。一项单臂Ⅰ期研究初步证实，优化剂量的淫羊藿苷通过调节宿主免疫活动,为肝癌患者提供了安全和持久的生存益处,且不会诱发免疫相关的不良事件。Lemmon 等研究了西洋参中的多糖对人类免疫细胞的影响,发现其可以上调 IFN-γ、IL-6 和 IL-23a 细胞因子,下调 TNF-β 和 IL-13 细胞因子。金龙胶囊可能通过增加肝细胞癌患者的 CD3＋、CD4＋、NK 细胞百分比和 CD4＋/CD8＋比率来改善患者的免疫功能。

综上所述,首先,中医药不仅可以协同索拉非尼提高抗肝癌的疗效,降低靶向治疗后的毒副反应的发生率。其次,中医药具有抗血管生成作用,诱导肝癌细胞血管正常化。最后,中医药可以调节 T 细胞和细胞因子表达水平以增强免疫治疗的疗效。

十四、胆道恶性肿瘤

胆道恶性肿瘤(BTC)包括胆囊癌(CBC)和胆管癌(CCA),占全身恶性肿瘤的 2%～5%,其中,胆囊癌约占 2/3,胆管癌占 1/3 左右。胆囊癌的预后与其临床分期密切相关,总体来说,进展期患者预后较差,5 年总生存率难以突破 5%～10%,80%的终末期患者生存期不超过 1 年。胆管癌起病隐匿,通常发现较晚,总体预后不良。

手术是 BTC 的主要治疗手段,手术方法的选择依据肿瘤临床分期;化疗、放疗可延长部分患者的生存期或改善生活质量;基于精准医学治疗体系的靶向治疗、免疫治疗是未来治愈 BTC 的曙光。

(一) 分子靶向治疗

1. FGFR 抑制剂

第一代 FGFR 抑制剂

培米替尼(Pemigatinib) 是一种靶向 FGFR1/2/3 的小分子激酶抑制剂。

2020 年 4 月 17 日,美国 FDA 批准培米替尼用于经治的 FGFR2 突变胆管癌患者,这是首款获批用于治疗胆管癌的靶向药物。

2022 年 4 月 6 日,培米替尼在中国获批上市,用于既往至少接受过一种系统性治疗,且经检测确认存在有 FGFR2 融合或重排的晚期、转移性或不可手术切除的胆管癌患者。

> **英非替尼(Infigratinib)**　是一种有效的选择性 FGFR 抑制剂,作用于 FGFR1/2/3。

2021 年 5 月 29 日,美国 FDA 批准英非替尼上市,用于治疗曾经接受过治疗的 FGFR2 融合及重排突变的局部晚期或转移性胆管癌患者。

一项研究纳入 71 例既往接受过系统治疗进展的患有 FGFR2 融合或易位的患者,英非替尼治疗的 ORR 为 26.9%,DCR 为 83.6%,中位 DOR 为 5.4 个月,中位 PFS 为 6.8 个月,中位 OS 为 12.5 个月。

第二代 FGFR 抑制剂

> **Futibatinib(TAS-120)**　用于治疗经一代 FGFR 抑制剂治疗后耐药的胆管癌患者。

该药是一款口服药物,为高选择性、不可逆的 FGFR 抑制剂药物,对于 FGFR1~4 均有较好的抑制效果。

2022 年 3 月 30 日,美国 FDA 批准 Futibatinib 用于既往接受过治疗、携带 FGFR2 融合的局部晚期或转移性胆管癌的治疗。

该批准是基于 Ⅱb 期临床研究 FOENIX-CCA2 的结果,共纳入 103 例局部晚期或转移性肝内胆管癌患者,结果显示 Futibatinib 治疗的客观缓解率为 41.7%,中位缓解持续时间为 9.7 个月,72% 的缓解时间≥6 个月,DCR 为 82.5%,中位无进展生存期为 9.0 个月,中位总生存期为 21.7 个月。

> **Gunagratinib(ICP-192)** 对 FGFR 家族 4 个激酶均有很强的抑制效果。

2021 年 ASCO 年会上公布的首次人体 I/IIa 期 ICP-CL-00301 试验数据,有 12 例 FGF 异常/FGFR 突变患者接受 Gunagratinib 的治疗,共有 4 例(33.3%)为临床缓解,其中 1 例(8.4%)患者为临床完全缓解,3 例(25.0%)患者为临床部分缓解;此外还有 7 例疾病控制稳定,整体 DCR 为 91.7%。

新型 FGFR 抑制剂

> **Derazantinib** 新型泛 FGFR 抑制剂。是一种强效、口服、靶向、泛 FGFR 抑制剂,对 FGFR1/2/3 具有很强的活性。

2022 年 ASCO GI 公布了 Derazantinib 治疗胆管癌 FIDES-01 II 期研究队列 2 的最新中期结果,该队列入组的是携带 FGFR2 基因突变或扩增的局部晚期或转移性肝内胆管癌(iCCA)患者,28 例患者接受了治疗,其中 23 名患者进行疗效评估,DCR 为 74%,中位无进展生存期(PFS)为 7.3 个月。

2. IDH

IDH(Isocitrate Dehydrogenase,异柠檬酸脱氢酶),包括 IDH1、IDHI2、IDH3。IDH 在三羧酸循环中扮演重要角色,可催化异柠檬酸脱氢为 α-酮戊二酸,与组蛋白修饰、DNA 甲基化等关键表观遗传密切相关。

> **艾伏尼布(Ivosidenib)** 为首个 IDH1 抑制剂。

2021 年 8 月 26 日,FDA 批准艾伏尼用于治疗曾接受过前线方案治疗的 IDH1 突变阳性胆管癌患者。此次审批主要基于 III 期 ClarIDHy

试验的结果,艾伏尼布治疗使 IDH1 突变型胆管癌患者的死亡风险降低了 63%。

3. Her-2

帕妥珠单抗＋曲妥珠单抗　针对转移性胆道癌等患者的治疗。

MyPathway 是一项开放、多中心、ⅡA 期临床研究,分析了 11 例 Her-2 扩增/过表达或突变的难治性转移性胆道癌患者,中位随访 4.2 个月,4 名患者部分缓解,3 名患者病情稳定大于 4 个月。初步结果表明,帕妥珠单抗＋曲妥珠单抗在 Her-2 扩增/过表达/突变转移性胆道肿瘤中具有活性。

来那替尼(Neratinib)　针对胆道癌、乳腺癌等患者的治疗。

来那替尼作用靶点广泛而特异,靶点包括 Her-1/Her-2/Her-4。SUMMIT 是一项全球多中心开放性Ⅱ期篮子研究,针对 Her-2/Her-3 突变的实体瘤患者,观察来那替尼对乳腺癌、胆道癌、宫颈癌的疗效,在 20 例 Her-2 突变的胆道肿瘤中,ORR 为 10%,临床获益率(CBR)为 30%,mPFS 为 1.8 个月。

扎尼达他单抗(Zanidatamab,ZW25)　针对转移性胆道癌等肿瘤。

2022 年 2 月 17 日,ZW25 被中国 NMPA 拟纳入突破性治疗品种,拟定适应症为单药治疗既往接受系统化疗失败的 Her-2 阳性的局部晚期不可切除或转移性胆道癌。

4. BRAF

> **达拉非尼(Dabrafenib)＋曲美替尼(Trametinib)** 达拉非尼是 BRAF 激酶某些突变型的抑制剂,联合曲美替尼治疗 BRAF 突变型胆管癌。

在一项 II 期篮子试验中,入组患者包括 33 例难治性胆管癌,其中有 30 例(91%)患者有 BRAF V600E 突变,共有 32 例患者可评估,ORR 达 41%, mPFS 为 7.1 个月,mOS 为 11.3 个月,54%的患者持续反应时间≥6 个月。

(二) 免疫治疗

1. PD-1/L1 抑制剂

> **度伐利尤单抗(Durvalumab)** 使用度伐利尤单抗联合吉西他滨及顺铂,比起单纯化疗方案,能够显著提升患者的总生存率。

根据 III 期 TOPAZ-1 试验结果显示,接受度伐利尤单抗＋化疗的患者,中位总生存期为 12.8 个月,18 个月生存率为 35.1%,24 个月生存率为 24.9%,均显著超过了仅接受化疗患者的 11.5 个月、25.6%和 10.4%。

> **纳武利尤单抗(Nivolumab)** 对接受过治疗的 BTC 患者有一定效果。

纳武利尤单抗对既往接受过全身治疗的 BTC 患者,ORR 为 22%,PFS 为 14 个月。另外一项研究评估 30 例吉西他滨＋顺铂联合纳武利尤单抗对 BTC 患者的疗效,ORR 为 37%。

2. TCR

> **Gavocabtagene Autoleucel** 是一款 T 细胞受体(TCR)融合构建体 T 细胞的新型自体细胞疗法。

有研究报道，对 5 例胆管癌患者治疗数据显示，ORR 为 40%，DCR 为 100%。

（三）中医药在胆道恶性肿瘤靶向、免疫治疗中的作用

Wang 等研究发现，黄芪下调了 pEGFR/EGFR 和 pMAPK8/MAPK8 比率，上调了剪切 Caspase3/Caspase3 比率，并降低了 c-MYC 和 PARP 的表达。这些体外结果证明黄芪影响核心基因的蛋白质表达，并改变 EGFR 酪氨酸激酶抑制剂耐药途径，促进细胞凋亡、阻止细胞增殖和分化，以此控制胆管癌的进展。

有研究指出，COX-2 的表达与原发性胆囊癌的恶性生物学行为呈正相关，榄香烯可以调控 COX-2 进而下调 VEGF 表达，从而抗肿瘤血管形成。Kangsamaksin 等人发现，豆甾醇在体内通过调控 Wnt/β-catenin 信号通路中的血管生成因子 VEGFR-2、TNF-α 的表达，从而破坏肿瘤血管的生成，抑制胆管癌异种移植瘤的生长。丹参酮ⅡA 通过下调胆囊癌 HCCC-9810 细胞内 VEGF 的 mRNA 和蛋白的表达而抑制肿瘤细胞增殖、侵袭和转移。去甲斑蝥素可改变血管内皮细胞 PCNA 凋亡比、下调血管生成因子 VEGF 和上调血管抑制因子 TSP、TIMP2 表达而抑制胆囊癌 GBC-SD 细胞的肿瘤血管生成。

免疫反应是机体对抗肿瘤的重要途径，而 T 细胞所介导的细胞免疫在肿瘤杀伤过程中至关重要。有相关研究表明，肝门部胆管癌患者术后应用复方斑蝥胶囊辅助治疗，可促进胃肠道功能恢复，调节胃肠激素水平，提高 Th1 类细胞因子水平及 Th1 细胞占比，降低 Th2 类细胞因子水平及 Th2 细胞占比，改善 Th1/Th2 免疫平衡，调节肿瘤免疫微环境，减少术后并发症的发生。有相关文献指出，黄芪可参与到肿瘤免疫调节过程，影响 B 细胞、T 细胞、CD4＋T 细胞、巨噬细胞、中性粒细胞和树突状细胞的浸润水平，以此来抑制胆管

癌的发生和发展。人参皂苷和人参多糖是中药人参提取的活性成分。在肿瘤微环境导致的免疫抑制情况下,人参皂苷提高 CD4＋T、CD8＋T 细胞比例,以增强机体免疫功能。人参皂苷作用于 VEGF 促进 M2 型巨噬细胞向 M1 型巨噬细胞极化,产生 TNF-α、INF-γ、IL-6 等正向免疫因子,提高机体免疫应答,以增强肿瘤周围 NK 细胞和 CD8＋T 细胞对肿瘤细胞的杀伤活性。

综上所述,中医药在胆道恶性肿瘤靶向和免疫治疗中具有肯定的疗效。首先,中医药可以改善 EGFR 酪氨酸激酶抑制剂耐药途径,提高 EGFR 单抗在胆道恶性肿瘤治疗中的疗效。其次,中医药还可以下调血管生成因子 VEGF,改善胆道恶性肿瘤细胞的血管生成。最后,中医药可以调节胆道恶性肿瘤细胞的免疫微环境,增强患者的免疫功能,提高免疫治疗的疗效。

十五、胰腺癌

胰腺癌((Pancreatic cancer)是一种起源于胰腺导管上皮及腺泡细胞的恶性肿瘤,目前,全球胰腺癌的发病率呈上升趋势,死亡率和发病率接近,病死率极高。中国国家癌症中心 2015 年统计数据显示,胰腺癌位列我国男性恶性肿瘤发病率的第 10 位,女性第 12 位,占恶性肿瘤死亡率第 6 位。胰腺癌早期诊断困难,手术切除率低,加之高度恶性的生物学行为,预后极差。美国癌症协会发布数据显示,胰腺癌的 5 年生存率已由 10 年前 5%～6%提高到目前的 9%～10%,但仍是所有恶性肿瘤中最低的。

多学科综合诊治是治疗胰腺癌的基础,其治疗手段主要包括手术、化疗、放疗、介入治疗和支持治疗等。根据胰腺癌与周围血管的关系和远处转移情况,胰腺癌可分为可切除、可能切除、不可切除,这 3 种情况所适用的治疗方式不同。对于可切除胰腺癌,尽早行根治手术,术后根据病理和患者情况选择辅助治疗;对于可能切除胰腺癌，可先给予辅助治疗，再评估能否手术切除；对于不可切除胰腺癌，可采取化疗、放疗和免疫治疗等综合治疗；对于不能耐受放化疗者，可给予营养支持、镇痛等最佳支持治疗。

（一）分子靶向治疗

1. EGFR

> **厄洛替尼（Erlotinib）**　治疗局部晚期、不可切除或转移性胰腺癌患者。

2005 年 11 月，美国 FDA 批准厄洛替尼联合吉西他滨用于临床。

> **尼妥珠单抗（Nimotuzumab）**　联合吉西他滨用于 KRAS 野生型转移性胰腺癌的一线治疗。

一项尼妥珠单抗联合吉西他滨对比吉西他滨治疗 KRAS 野生型局部晚期或转移性胰腺癌的数据表明，尼妥珠单抗联合吉西他滨与对照组相比，显著延长总生存，两组 mOS 分别为 10.9 个月和 8.5 个月。

2. KRAS

> **索托拉西布（Sotorasib，AMG510）**　对转移性胰腺癌等有较好疗效。

2022 年度 ASCO-GI 上公布的数据，索托拉西布的疗效显著。Ⅰ/Ⅱ期 CodeBreaK100 试验的结果表明，索托拉西布治疗 38 例曾经接受过治疗的 KRAS G12C 突变的局部晚期或转移性胰腺癌患者，ORR 为 21.1%，DCR 为 84.2%，治疗的中位缓解持续时间为 5.7 个月，中位无进展生存期为 4.0 个月，中位总生存期为 6.9 个月。

> **阿达格拉西布（Adagrasib，MRTX849）**　对胰腺癌进展有缓解作用。

2022 年度 ASCO-GI 公布的 II 期 KRYSTAL-1 试验结果表明,在 10 例胰腺癌患者中,ORR 为 50%,中位缓解持续时间 7.0 个月,中位无进展生存期为 6.6 个月。

3. BRCA

奥拉帕利(Olaparib) 可延缓胰腺癌的进展。

2019 年 12 月 27 日,美国 FDA 批准奥拉帕利用于 BRCA 突变型转移性胰腺癌的维持治疗,患者需要铂类一线化疗方案至少持续 16 周尚未发生进展。该批准基于 III 期临床试验的结果,奥拉帕利治疗胰腺癌的中位无进展生存期为 7.4 个月,ORR 为 23%。

(二) 中医药在胰腺癌靶向、免疫治疗中的作用

Wang 等的研究表明,中成药左金丸处理后的胰腺癌细胞,EGFR、PI3K 和 AKT 蛋白水平以剂量依赖性方式显著降低。相反,Bad、Caspase9 和 Caspase3 的蛋白水平显著升高。体外实验发现细胞周期从 G1 期向 S 期的转变受到阻碍,细胞增殖受到抑制。这说明了左金丸通过 EGFR/PI3K/AKT/Caspase 途径抑制胰腺癌细胞侵袭和转移,从而达到抗肿瘤作用。Lee 等研究发现,外源性给予胰腺癌细胞山奈酚治疗,以时间依赖性的方式显著降低 Panc-1 细胞中 EGFR、Src、AKT 和 ERK1/2 的磷酸化水平。此外,山奈酚抑制 EGFR 信号通路后,胰腺癌细胞增殖能力明显降低。有相关文献报道,槲皮素抑制胰腺癌细胞迁移的作用是通过选择性抑制 EGFR 介导的 FAK、AKT、MEK1/2 和 ERK1/2 信号通路介导的,即使在相对较低的剂量下也能发挥抗迁移作用。Zhang 等发现红花提取物通过与 Gal-3 和 EGFR 相互作用并阻断 Gal-3 和 EGFR 的功能来抑制 PDAC 的生长,这种机制是通过调控 EGFR/ERK/Runx1 信号所完成的。红花提取物还通过直接靶向 Gal-3、EGFR、BMPRs,并阻断

EGFR/ERK/Runx1、BMPR/smad/Id-3 和整合素/FAK/JNK 信号通路来有效抑制胰腺癌细胞的侵袭。

Li 等人研究发现,虫草素可以与 FGFR-2 特异性结合通过阻断 Ras/ERK 途径,有效地抑制胰腺癌细胞的生长。

Zhu 等发现,β-榄香烯可降低 HIF-1A 和血管内皮生长因子 A(VEGFA)的蛋白表达水平,介导 HIF-1A 的表达并影响其下游反应,阻断 HIF-1A/VEGFA 通路,从而抑制胰腺癌腹膜积液的产生。有相关文章报道,当归四逆吴茱萸汤在不影响细胞生长的情况下抑制 VEGF 依赖的内皮细胞迁移、侵袭和血管形成。它通过阻断 VEGF 与 VEGFR-2 的结合来抑制血管生成信号,抑制 VEGF 刺激的内皮细胞中 NF-κB 依赖性 MMP9 的表达,控制胰腺癌细胞的血管再生,从而调控胰腺癌细胞的转移。

王振东等研究发现,采用清胰化积方联合化疗治疗中晚期胰腺癌,患者体内 CD3 +、CD3 +/CD4 +、CD4 +/CD8 + T 细胞水平显著增高,B 淋巴细胞比例明显降低,提示采用清胰化积方辅助治疗中晚期胰腺癌能明显增强患者细胞免疫功能。王凤娇等进一步研究发现,清胰化积方可有效下调免疫抑制因子,改善免疫抑制状态,抑制 CAFs,改善肿瘤微环境,下调转移相关基因 Ski,调节 Notch 信号通路抑制蛋白表达。魏晓露等发现,华蟾素有效成分能提显著提高 TNF-α、INF-γ、IL-1α、IL-4 和 IL-6,并抑制 GM-CSF 和 IL-10 的表达,调节机体免疫功能,进而抑制胰腺癌细胞的转移和侵袭。

大量的临床试验和基础实验研究表明,中医药在胰腺癌靶向和免疫治疗中具有显著的优势。中医药可以改善靶向药物的原发耐药,提高 EGFR、VEGF 单抗在胰腺癌治疗中的疗效。此外,中医药对于肿瘤免疫逃逸的发生与进展也有一定的影响。中医药可以有效调控 T 细胞和 Treg 细胞,以影响肿瘤免疫微环境,增强免疫检查点抑制剂的疗效,避免肿瘤细胞发生免疫逃逸现象。

十六、胃、肠、胰神经内分泌肿瘤

　　神经内分泌肿瘤(neuroendocrine neoplasms，NENs)是一类起源于肽能神经元和神经内分泌细胞，具有神经内分泌分化并表达神经内分泌标记物的少见肿瘤，可发生于全身各处，以肺及胃肠胰NENs (gastroenteropancreatic neuroendocrine neoplasms，GEP - NENs)最常见。国内外研究数据均提示，NENs 的发病率在不断上升。美国流行病学调查结果显示，与其他类型肿瘤相比，NENs 的发病率上升趋势更为显著，在 1973—2012 年 40 年间，发病率增加了 6.4 倍，达到 6.98/10(万人·年)。

　　NENs 异质性较高，根据原发肿瘤所对应组织胚胎起源不同，可分为前肠(支气管、肺、胃、十二指肠、胆道和胰腺)、中肠(空肠、回肠、阑尾和近端结肠)和后肠(远端结肠和直肠)NENs。直肠和胰腺是亚洲人群最常见的发病部位，而欧美白人，中肠和胰腺是最常见发病部位；根据是否存在特定基因胚系突变 NENs 可分为散发性和遗传性，但后者相对少见。不同基因(MENI、RET、VHL、NF1 等)的胚系突变所引起的遗传综合征各具特点；根据肿瘤是否分泌激素及产生激素相关症状，NENs 可分为功能性和非功能性；病理学上，根据分化程度，NENs 分为分化良好的神经内分泌瘤(neuroendocrine tumor，NET) 和分化差的神经内分泌(neuroendocrine carcinoma，NEC)两型，不同部位的 NENs 有不同病理学命名、分类和分级；除此之外，在胃 NENs 中，根据发病机制和相关背景疾病不同，还存在与其他部位 NENs 不同的临床分型问题。NENs 的高度异质性决定了其诊断的困难和复杂性，除了临床症状，还需包括特殊生物标记物、内镜、超声、CT、MRI 等常规影像学检查以及各种功能影像学检查进行综合诊断。

　　NENs 的治疗方式涵盖了内镜治疗、外科手术治疗、介入治疗、药物治疗、放疗以及肽受体放射性核素治疗 (peptide receptor radionuclide therapy，PRRT)等多种手段。

（一）分子靶向治疗

1. SSTR

SSTR（somatostatin receptor）生长抑素受体，为多肽类受体。

> **醋酸兰瑞肽（Lanreotide）**　是目前研制成功的第一个生长抑素类缓释制剂。

醋酸兰瑞肽是一种新型的长效生长抑素（SM）八肽类似物，它是许多内分泌、神经内分泌、外分泌和旁分泌机能的肽抑制剂。

2014年，美国FDA批准注射用醋酸兰瑞肽，用于治疗无法切除或中度分化、局部晚期或转移性的胃肠胰腺神经内分泌肿瘤。此项批准是基于一项多中心、国际合作的随机双盲安慰剂对照试验结果，共入组204名患有无法切除或中度分化、局部晚期或转移性的胃肠胰腺神经内分泌肿瘤的患者，醋酸兰瑞肽的中位无进展生存期为22个月，而安慰剂组为16.6个月。

2. 多靶点

> **舒尼替尼（Sunitinib）**　用于治疗胰腺神经内分泌肿瘤，肾癌和胃肠道间质瘤。

一项临床研究表明，舒尼替尼对照安慰剂治疗进展期或远处转移无法手术的胰腺神经内分泌肿瘤（pNET）患者，按随机、双盲进行Ⅲ期临床研究，共入组171例高分化pNET患者，结果显示，舒尼替尼组无进展生存时间（PFS）较安慰组明显延长（11.4个月 vs 5.5个月），客观反应率分别为9%和0%。

3. mTOR

> **依维莫司（Everolimus）**　用于晚期神经内分泌瘤的治疗。

　　2010 年 ASCO 会议上报道了依维莫司治疗高分化胰腺神经内分泌肿瘤的随机、双盲、安慰剂对照Ⅲ期临床研究（RADIANT-3），共入组410 例患者，依维莫司组 mPFS 明显高于安慰剂组（11.4 个月 vs 5.4个月）。2011 年 4 月 12 日，美国 FDA 批准依维莫司治疗晚期神经内分泌瘤。

4. VEGFR1/2/3

> 　　**索凡替尼（Surufatinib）**　可同时抑制血管内皮生长因子受体 VEGFR1/2/3、成纤维细胞生长因子受体 FGFR1以及 CSF1R。

　　2020 年 12 月 30 日，索凡替尼已经获中国 NMPA 批准上市，用于晚期分化良好的非胰腺来源的神经内分泌瘤。2021 年 7 月 2 日，索凡替尼获得了 NMPA 批准的胰腺及胰腺外神经内分泌肿瘤。

　　在 SANET-p 试验中，索凡替尼治疗局部晚期或远处转移的胰腺神经内分泌肿瘤，整体缓解率为 19.2%，中位无进展生存期为 10.9个月；而安慰剂对照组的整体缓解率仅有 1.9%，中位无进展生存期为 3.7 个月。在 SANET-ep 实验中，索凡替尼治疗不可切除或转移性高分化胰腺外神经内分泌肿瘤，整体缓解率为 10.0%，中位无进展生存期 9.2 个月；安慰剂对照组的中位无进展生存期为 3.8 个月。

（二）中医药在胃、肠、胰神经内分泌肿瘤靶向治疗中的作用

1. 中医药能够增强胃、肠、胰神经内分泌肿瘤靶向治疗的抑瘤作用

　　健脑补肾方是由龙骨、牡蛎、人参、鹿茸、狗鞭、肉桂、杜仲、当归、远志、酸枣仁、金樱子等 25 味中药材制成，具有健脑补肾、益气健脾、安神定志等作用，除此之外还有镇静、抗疲劳、提高免疫力的功效。郁明明等分别给予胃肠道神经内分泌肿瘤的患者长效奥曲

肽及奥曲肽联合健脑补肾方治疗，发现长效奥曲肽联合健脑补肾方对胃肠道 NET 的疗效较单用长效奥曲肽能有效阻止患者肿瘤的增长。

2. 中医药能够改善胃、肠、胰神经内分泌肿瘤患者的预后生存

中医药在胃、肠、胰神经内分泌肿瘤靶向治疗中能够延长患者的无进展生存期，起到延缓疾病发展的作用。李梅等对中药联合生长抑素类似物（SSA）治疗的晚期带瘤 GEP-NET 患者进行了分析，辨证施治，肝气郁滞者方用逍遥散加减，脾虚胃热者方用半夏泻心汤加减，脾胃虚弱者方选香砂六君子汤加减，肝肾阴虚者予六味地黄丸加减。该研究发现，中药联合 SSA 治疗较单用 SSA 能明显延长晚期 GEP-NET 患者的 TTP（22.9 个月 vs 14.3 个月）。北京中医药大学中日友好医院的一项临床研究，采用 SSA 常规剂量联合中药治疗 3 个月以上的晚期 GEP-NET 患者 68 例，6、12、24 个月的 DCR 分别为 77.9%、63.2%、43.1%，中位无进展生存期为 23 个月，中位总生存期未达到。这项研究表明 SSA 配合中药能够延长晚期 GEP-NET 患者的 PFS，有效改善了晚期 GEP-NET 患者的预后生存。

3. 中医药可降低胃、肠、胰神经内分泌肿瘤靶向治疗的不良反应

中医药辅助治疗不仅可以延长胃、肠、胰神经内分泌肿瘤患者的疾病进展时间、生存期，还能够在一定程度上减轻靶向治疗的副作用。在上文提到的中药联合 SSA 治疗对照单用 SSA 治疗的对照研究中，SSA 联合中药治疗组的晚期 GEP-NET 患者，不良反应较单用 SSA 治疗组少，腹泻及胆结石的发生率和严重程度低于 PROMID 与 CLARINET 临床研究。

综上所述，临床观察表明中医药在胃、肠、胰神经内分泌肿瘤靶向治疗中具有独特的优势。首先，中医药不仅可以延长无进展生存

期,一定程度控制胃肠胰神经内分泌肿瘤。其次,中医药与靶向药物合用能够减少靶向治疗的不良反应。

十七、腹膜癌、癌性腹水

腹膜癌(peritoneal carcinoma)包括原发性腹膜癌(primary peritoneal carcinoma,PPC)和继发性腹膜癌(secondary peritoneal cancer,SPC)。

癌性腹水又称恶性腹水,是晚期肿瘤病人常见的严重的并发症。癌细胞转移并种植于腹腔内,是发生癌性腹水最主要的原因。同时,癌性腹水也是各类癌症发生腹腔转移之后最主要的症状表现。

目前腹膜癌没有特别有效的方法,尤其恶性腹水患者多为晚期,全身情况较差,预后差,应强调全身综合治疗,积极采用全身和局部相结合的治疗方式。

腹水的治疗,主要分为两个部分:一方面是对症治疗,针对腹水的症状进行治疗,缓解患者的痛苦;另一方面是对因治疗,通过控制导致腹水的疾病,减少腹水的产生。

(一) 分子靶向治疗

1. PARP 抑制剂

> **尼拉帕利(Niraparib)** 用于卵巢癌、腹膜癌等患者的治疗。

2019 年 10 月,美国 FDA 批准尼拉帕利用于已接受 3 种或更多种化疗方案,且 HRD 阳性的晚期卵巢癌、输卵管癌或原发性腹膜癌的治疗。

研究结果表明,在入组的 553 例患者中,接受尼拉帕利治疗的无进展生存期为 21.0 个月,接受安慰剂治疗的无进展生存期为 5.5 个

月;BRCA 突变阴性的患者,接受尼拉帕利治疗的无进展生存期为 9.3
个月,接受安慰剂治疗的无进展生存期为 3.9 个月。

> **奥拉帕利(Olaparib)**   用于腹膜癌等患者的二线
> 治疗。

2014 年 12 月,美国 FDA 批准奥拉帕尼用于既往接受过三线以上
化疗的 BRCA 突变阳性晚期卵巢癌,或者铂类药物治疗缓解后又复发
的卵巢上皮癌、输卵管癌或原发性腹膜癌患者的二线维持治疗。

> **鲁卡帕利(Rucaparib)**   用于对铂类化疗有完全或部
> 分反应的复发性上皮性卵巢癌、输卵管癌或原发性腹膜
> 癌患者的维持治疗;经过二线或以上化疗的 BRCA 基因突
> 变的对铂类化疗有完全或部分反应的复发性上皮性卵巢
> 癌、输卵管癌或原发性腹膜癌。

2. VEGF

> **重组人血管内皮抑素(恩度)**   治疗恶性浆膜腔积液
> 患者。

恩度为中国一类创新药物重组人血管内皮抑素,2006 年正式在
中国上市,治疗恶性浆膜腔积液,有效率为 40%～60%,且不良反应
较小。

(二) 免疫治疗
EpCAM＋CD3

> **卡妥索单抗(Catumaxomab)**   是一款双特异性抗体,
> 分别靶向 EpCAM 与 CD3。

　　卡妥索单抗 2011 年 ASCO 大会上报道的 Ⅰ/Ⅱ期临床试验的结果显示,卡妥索单抗治疗的患者 6 个月生存率为 28.9%,显著超过了仅使用穿刺患者的 6.7%,患者生存期显著延长。

> **M701** 是一款注射用重组抗 EpCAM/CD3 人鼠嵌合双特异性抗体。

　　一项Ⅰ期试验结果表明,在 16 例可评估的患者中,腹水的临床缓解率为 62.5%,控制率为 100%,包括了 3 例完全缓解、7 例部分缓解和 6 例疾病稳定。

(三) 中医药在腹膜癌、癌性腹水靶向、免疫治疗中的作用

1. 中医药在腹膜癌、癌性腹水抗 VEGF 等多靶点治疗中的作用

　　有研究表明,中医药对于索拉非尼治疗恶性腹水能够起到积极作用。夏信念等选取自 2014 年 9 月至 2016 年 5 月收治的 58 例肝癌晚期伴恶性腹水的患者为研究对象。采用随机数字表法,将患者分为常规组与观察组,每组各 29 例。两组患者均口服索拉非尼靶向治疗,同时,观察组联合复方苦参注射液进行腹腔注射治疗。观察两组患者治疗前后的胁痛、腹胀、纳差、乏力等常见症状的改善情况,并记录腹水控制情况及肿瘤标记物甲胎蛋白(AFP)、糖链抗原-125(CA-125)值的变化情况。结果表明观察组临床症状改善有效率及腹水控制有效率均高于常规组,说明肝癌晚期伴恶性腹水患者,应用索拉非尼靶向治疗联合复方苦参注射液对于腹水所引起的临床症状改善情况较好。

2. 中医药在腹膜癌、癌性腹水免疫治疗中的作用

　　王贵等开展了一项实脾消水乳膏对肝癌 H22 腹水瘤小鼠免疫调节作用的研究,证实了中医药对恶性腹水(瘤)的免疫功能具有正向调节作用。实脾消水乳膏以黄芪健脾益气扶正为君药;桂枝化气

行水、大腹皮行气宽中,莪术行气活血为臣药;牵牛子泻水消积,红花活血化瘀,车前子利水渗湿,冰片共为佐药。该研究建立肝癌H22腹水瘤模型,24 只小鼠随机分为 4 组,正常组、模型组、氢氯噻嗪组及 SPX 组,连续给药 14 天。测量小鼠腹围及腹水量,比较各组小鼠各脏器重量,检测外周血 CD4＋、CD8＋T 淋巴细胞、调节性 T 细胞(Treg)数量及血清白介素-2(IL-2)、IL-10 水平变化。结果显示,模型组小鼠体重及腹围较正常组增长迅速,大量腹水生成,胸腺重量减轻。流式结果显示,CD4＋T 淋巴细胞减少,Treg 细胞增加。血清 IL-2 水平降低、IL-10 表达增加。与模型组小鼠相比,实脾消水乳膏组小鼠体重腹围增长缓慢,腹水量减少,胸腺重量增加,血红蛋白量增加,淋巴细胞、CD4＋T 淋巴细胞比例增加,IL-2 表达升高,而对 CD8＋T 淋巴细胞、Treg 及 IL-10 表达未见调节作用。由此可见,实脾消水乳膏能够减少肝癌 H22 腹水小鼠的腹水量,对肝癌 H22 腹水瘤小鼠的免疫功能具有正向调节作用。

　　综上所述,基础和临床研究均表明中医药在腹膜癌及恶性腹水靶向和免疫治疗中具有独特的优势。

十八、肾癌

　　肾细胞癌(renal cell carcinoma)简称肾癌,起源于肾小管上皮细胞,占成人恶性肿瘤的 2%～3%,占肾脏原发性恶性肿瘤的85%～90%。病理类型包括透明细胞癌、乳头状肾细胞癌、嫌色细胞癌和集合管癌等其他少见类型,其中透明细胞癌最常见,其次为乳头状肾细胞癌及嫌色细胞癌,集合管癌等少见。

　　肾癌发病率仅次于前列腺癌及膀胱癌,居泌尿系统肿瘤的第三位。

　　肾癌的治疗方式取决于肿瘤的临床分期。对于局限性和局部进展性肾癌而言,手术是可能使患者获得治愈首选的治疗方式。对于晚期肾癌患者,应以内科治疗为主,根据患者自身情况,可考虑同时采取减瘤性质的肾切除术。内科治疗以靶向、免疫治疗为主。其他局部治疗手段还包括肾动脉栓塞术、消融治疗、放疗等。

(一) 分子靶向治疗

1. VEGF 及多靶点

> **索拉非尼(Sorafenib)**　为多靶点药物,可通过阻断由 RAF/MEK/ERK 介导细胞信号传导通路而直接抑制肿瘤细胞的增殖,此外还通过 VEGF 抑制新生血管的形成。

一项临床试验结果表明,索拉非尼一线治疗晚期肾癌患者生存获益显著,无进展生期(PFS)为 9.1 个月,总生期(OS)为 29.3 个月。

> **舒尼替尼(Sunitinib)**　靶向 PDGFR-α/β、VEGFR1/2/3、CSF-1R、KIT、RET、FLT3,从而发挥抗肿瘤和抗血管生成活性。

2005 年 12 月,美国 FDA 批准舒尼替尼用于晚期肾癌的一线治疗。该适应症主要基于一项临床试验的结果,舒尼替尼治疗的 ORR 为 47%,OS 超过 2 年。

> **阿昔替尼(Axitinib)**　为多靶点的酪氨酸激酶抑制剂,抑制 VEGFR1/2/3。

2012 年 1 月 27 日,美国 FDA 批准阿昔替尼用于治疗对其他药物治疗不敏感的晚期肾细胞癌患者。

> **仑伐替尼(Lenvatinib)**　靶向 PDGFR-α、VEGFR1/2/3、FGFR1/2/3/4、KIT、RET。

仑伐替尼可用于既往接受抗血管生成治疗开展的晚期肾细胞癌，或联合帕博利珠单抗作为肾细胞癌一线治疗。

培唑帕尼（Pazopanib） 靶点 PDGFR-α/β、VEGFR1/2/3、KIT、CSF-1R、B-raf、FGFR1/3、LCK。

2009 年，美国 FDA 批准培唑帕尼用于晚期肾细胞癌患者。2017年 2 月在中国获批上市，用于晚期肾细胞癌患者的一线治疗。

卡博替尼（Cabozantinib） 属多靶点酪氨酸激酶抑制剂。

卡博替尼靶点包括 VEGFR1/2/3、ROS、TIE2、c-Met/HGFR、KIT、NTRK-2 和 RET 等，尤其对 VEGFR-2、RET、MET 等靶点抑制能力较强。适应症为既往接受过抗血管生成治疗的晚期 RCC 患者，或一线治疗晚期 RCC 患者。

贝伐珠单抗（Bevacizumab） 用于转移性肾癌患者治疗。

2009 年，美国 FDA 批准贝伐珠单抗联合 α-干扰素，一线治疗转移性肾细胞癌患者。

2. mTOR

依维莫司（Everolimus） 用于肾癌患者治疗。

2009 年 3 月 30 日，美国 FDA 批准依维莫司用于肾癌患者。该适应症是基于一项Ⅲ期临床试验，其研究结果显示，治疗组中位 PFS 为 4 个月，安慰剂组中位 PFS 为 1.9 个月。

> **替西罗莫司(Temsirolimus)**　用于转移性肾癌患者治疗。

2007 年 5 月,美国 FDA 批准替西罗莫司用于转移性肾癌的一线治疗。

(二) 免疫治疗

PD-1/L1 抑制剂

> **阿维鲁单抗(Avelumab)**　用于晚期肾癌患者的治疗。

2019 年 5 月,美国 FDA 批准阿维鲁单抗联合阿昔替尼用于晚期肾癌的一线治疗。

2020 年 ASCO-GU 的 JAVELIN Renal101 的研究表明,阿维鲁单抗联合阿昔替尼治疗的中位无进展生存期 PFS 为 13.8 个月,舒尼替尼组为 7.2 个月。

> **纳武利尤单抗(Nivolumab)**　用于晚期肾癌患者的治疗。

2018 年 4 月 16 日,美国 FDA 批准纳武利尤单抗联合伊匹木单抗作为一线疗法用于治疗晚期肾细胞癌患者。

2019 年的美国临床肿瘤学会泌尿生殖系统肿瘤研讨会(ASCO-GU)会议上公布 Checkmate 214 研究结果表明,纳武利尤单抗联合伊匹木单抗与舒尼替尼对照,免疫联合治疗组 OS、PFS 和 ORR 都优于舒尼替尼组。

(三) 中医药在肾癌靶向、免疫治疗中的作用

一项研究应用姜黄素联合舒尼替尼对人肾癌 ACNH 裸鼠移植瘤进行研究,32 只人肾细胞癌裸鼠随机分为 4 组,阴性对照组以 0.9%生理盐水 0.2 ml 腹腔注射,舒尼替尼组以舒尼替尼 40 mg/kg

腹腔注射,姜黄素组以姜黄素 100 mg/kg 腹腔注射,研究组以舒尼替尼联合姜黄素腹腔注射。研究组较其他 3 组具有更强的抑瘤作用,远期效果高于舒尼替尼组($P<0.05$);研究组比舒尼替尼组抗血管增殖作用更明显($P<0.01$),凋亡指数明显高于其他 3 组($P<0.05$)。

目前,以 IL-2 和 IFN-α 为主的免疫治疗对转移性肾癌有一定客观疗效,但并不让人满意。崔洪泉等在应用 IL-2 和 IFN-α 治疗转移性肾癌的基础上,联合复方苦参注射液治疗,通过监测治疗前后患者免疫功能指标的变化,探讨复方苦参注射液对转移性肾癌患者免疫功能的影响。该研究结果表明,使用复方苦参注射液后治疗组各项指标变化与对照组比较,差异均有统计学意义($P<0.05$)。因此,在常规应用 IL-2 和 IFN-α 治疗转移性肾癌的同时,应用复方苦参注射液可以进一步提高肿瘤患者的免疫功能。

王奕等的研究结果也表明,复方苦参注射液对 B 淋巴细胞、T 淋巴细胞和巨噬细胞的免疫功能有增强作用。由此可以证实复方苦参注射液联合 IL-2、INF-α 可以促进 T 淋巴细胞转化,提高转移性肾癌患者的细胞免疫功能。

综上所述,基础和临床研究均表明中医药在肾癌靶向和免疫治疗中具有独特的优势。首先,中医药具有抗血管生成作用。其次,可以增强转移性肾癌患者的细胞免疫功能,提高 IL-2、INF-α 的治疗疗效。

十九、膀胱癌

膀胱癌是指原发于膀胱的恶性肿瘤,根据世界卫生组织统计,2018 年我国膀胱癌的发病率居恶性肿瘤的第 16 位,男性是女性患者的 3~4 倍。膀胱癌可发生于任何年龄,多发生于 50 岁以上,其发病率随年龄增长呈增加趋势。

膀胱癌根据组织来源可分为膀胱尿路上皮癌、膀胱鳞癌、膀胱腺癌、膀胱肉瘤等,尿路上皮癌是膀胱癌最常见的病理类型,占膀胱癌所有病理类型发病率的 90% 以上。

膀胱癌的治疗以手术为主,联合其他治疗方式的综合治疗。在临床上可将膀胱癌根据局部肿瘤浸润深度分为非肌层浸润性膀胱癌(NMIBC)和肌层浸润性膀胱癌(MIBC),依据分期分级及全身情况采用个体化治疗方案。NMIBC 的主要手术治疗方式为经尿道膀胱肿瘤切除术,部分患者可行部分膀胱切除或根治性膀胱切除术;MIBC 的主要手术方式包括根治性膀胱切除术与盆腔淋巴结清扫术。药物治疗包括膀胱灌注治疗、全身化疗、免疫治疗等。

(一) 分子靶向治疗

1. FGFR

> **厄达替尼(Erdafitinib)** 是一种口服选择性泛 FGFR 激酶抑制剂,针对 FGFR2＋患者,对 FGFR 改变的实体肿瘤具有临床活性。

2019 年 4 月,美国 FDA 批准厄达替尼用于化疗后病情进展的,存在 FGFR3 或 FGFR2 基因突变的晚期膀胱癌患者。

2. Nectin-4

Nectin-4(Nectin cell adhesion molecule 4)是一种细胞粘附分子,它在相邻细胞之间形成物理连接,对于实现细胞间通讯、迁移和其他重要细胞过程至关重要。

> **Enfortumab vedotin-ejfv** 是一款抗体-药物偶联物(ADC)。

Enfortumab vedotin-ejfv 针对 Nectin-4 的人 IgG1,Nectin-4 是一种位于细胞表面的粘附蛋白。小分子 MMAE 是一种微管破坏剂,通过蛋白酶可裂解的接头与抗体连接。

2019 年 12 月 18 日，美国 FDA 批准 Enfortumab vedotin-ejfv 用于先前在新辅助/辅助、局部晚期或转移性已接受过 PD-1 或 PD-L1，以及含铂化疗的局部晚期或转移性尿路上皮癌的患者。

3. TROP-2

TROP-2 是一种主要表达于上皮细胞的跨膜糖蛋白，在胚胎器官发育过程中有重要的作用。正常的情况下，角质形成细胞、肾脏、肺、卵巢和睾丸的细胞中，都可能表达 TROP-2 的 mRNA，但表达量很低，只有在多种恶性肿瘤当中过表达。

> **Sacituzumab Govitecan**　是目前唯一一款被获批上市的 TROP-2 抑制剂。

2021 年 4 月 14 日，美国 FDA 批准 Sacituzumab Govitecan 用于治疗曾经接受过铂类化疗及 PD-1/PD-L1 抑制剂治疗的局部晚期或转移性尿路上皮癌患者。

该批准是基于 TROPHY-U-01 试验研究，结果显示，接受过铂类化疗和免疫检查点抑制剂治疗且疾病进展的转移性尿路上皮癌患者，再接受 Sacituzumab Govitecan 治疗后，ORR 为 27.7%，中位缓解持续时间为 7.2 个月，中位无进展生存期为 5.4 个月，中位总生存期为 10.5 个月。

（二）免疫治疗

PD-1/L1 抑制剂

> **度伐利尤单抗（Durvalumab）**　用于尿路上皮细胞癌患者的治疗。

2017 年 5 月 1 日，美国 FDA 批准度伐利尤单抗用于二线治疗局部晚期或转移性尿路上皮癌。一项临床研究结果显示，对于 PD-L1 高表达的患者，度伐利尤单抗组的总缓解率为 26.3%。

> **阿维鲁单抗(Avelumab)**　用于尿路上皮细胞等患者的治疗。

2020年6月30日,美国FDA批准阿维鲁单抗用于接受一线含铂化疗,病情尚未进展的局部晚期或转移性尿路上皮癌的维持治疗。

> **帕博利珠单抗(Pembrolizumab)**　用于尿路上皮细胞癌患者的治疗。

2021年9月1日,帕博利珠单抗治疗尿路上皮癌正式获批。该批准是基于KEYNOTE-361试验,结果表明,帕博利珠单抗+化疗治疗患者的中位总生存期为17.0个月,帕博利珠单抗单独用药为15.6个月,化疗为14.3个月。

> **纳武利尤单抗(Nivolumab)**　用于尿路上皮细胞癌患者的治疗。

2021年8月20日,美国FDA批准纳武利尤单抗用于根治性切除术后复发风险高的尿路上皮癌患者的辅助治疗。该批准是基于Ⅲ期CheckMate-274试验,结果显示,术后接受纳武利尤单抗辅助治疗,中位无病生存期为20.8个月。

(三) 中医药在膀胱癌靶向、免疫治疗中的作用

在中药单药提取物方面,绿茶提取物 EGCG 是绿茶(茶树)中的主要多酚。EGCG 已被证实对多种癌细胞都具有抗癌作用,其中也包括膀胱癌。Luo 等的研究表明 EGCG 能够抑制 SW780 细胞增殖和迁移,并证明 EGCG 通过下调 NF-κB 和 MMP-9 来抑制 SW780 肿瘤生长。而夏枯草、地榆等中药的提取物熊果酸能够诱导内质网应激反应,激活 ASK1-JNK 信号传导,并诱导人类膀胱癌 T24 细胞凋亡。藤黄提取物藤黄酸诱导的氧化应激依赖性 Caspase 激活通过

靶向人类膀胱癌细胞中的各种关键分子（如 NF-κB、Beclin-1、p62 和 NBR-1）来调节凋亡和自噬。

在中药复方方面，上海龙华医院泌尿科自拟的芪慈三苓汤（黄芪、山慈菇、猪苓、茯苓、土茯苓、白术、莪术、桂枝、生甘草）能够抑制 T24 异种移植物生长并延长 T24 异种移植物小鼠的存活时间。芪慈三苓汤能够诱导 T24 异种移植物凋亡，抑制 T24 异种移植物中 Ki-67 的表达水平，并通过调节 WNT/β-连环蛋白途径抑制肿瘤生长。

免疫治疗在膀胱癌治疗中成就十分突出，中医药在调节膀胱癌免疫功能、调控肿瘤免疫微环境等方面具有独特优势。苦参碱可能通过调控 TLR-4/NF-κB 途径抑制膀胱癌小鼠模型的肿瘤生长和诱导凋亡，并提高 CD4＋/CD8＋水平促进 CD4＋T 细胞的浸润。灵芝多糖可增加荷瘤鼠脾脏和外周血中相关免疫细胞 CD8＋T、CD4＋T、NK 和 DC 细胞，血液中免疫抑制因子的释放增加，进而增强免疫逃逸作用，提高免疫能力。

综上所述，基础和临床研究均表明中医药在膀胱癌靶向和免疫治疗中具有独特的优势。尽管有些药物尚未被转化为癌症治疗的临床应用，但其药理活性和临床前数据支持其在抗癌治疗中的重要临床潜力。

二十、前列腺癌

前列腺癌（prostate cancer）是指发生在前列腺的上皮性恶性肿瘤。按 WHO 2018 年 GLOBOCAN 统计，在世界范围内，前列腺癌发病率在男性所有恶性肿瘤中位居第二。我国前列腺癌发病率远低于欧美国家，但近年来呈现上升趋势，且增长比欧美发达国家更为迅速。

前列腺癌在老年男性中发病率极高,50 岁前该病发病率处较低水平,随年龄增长发病率逐渐升高,80%的病例发生在 65 岁以上男性。我国前列腺癌患者的分期构成与西方发达国家存在巨大差别。以美国为例,在其确诊的新发前列腺癌中,接近 91% 为临床局限型前列腺癌,这些患者的一线治疗为根治性手术或根治性放疗,在接受标准治疗后预后较好,5 年 OS 接近 100%。而我国新发病例中确诊时仅 30% 为临床局限型,余者均为局部晚期或广泛转移患者,这些患者无法接受局部的根治性治疗,预后较差。

早期前列腺癌可通过根治性手术或根治性放疗等方式,达到良好疗效,甚至得以治愈。由于肿瘤本身生长缓慢,部分低危、高龄患者也可根据具体情况选择主动监测,待病情进展再进一步治疗。局部进展期和转移性前列腺癌,一般选择雄激素去除治疗,以延长生存期,改善生活质量;部分患者可选择手术切除,或在放疗基础上进行多手段的整合治疗。近些年来,随着对晚期前列腺癌、去势抵抗型前列腺癌的深入研究,以新型内分泌药物化疗、靶向治疗、免疫治疗等整合治疗模式开启了新时代。基因检测指导下的精准治疗,多学科整合诊治模式下的个体化整合治疗方式为前列腺癌指明了未来方向。

(一) 分子靶向治疗

1. AR(Androgen receptor)抑制剂

雄激素和雄激素受体在前列腺的生长发育、功能维持以及其在前列腺癌的发生发展过程中发挥着极为重要的作用。

阿比特龙(Abiraterone) 为二线内分泌药物。

阿比特龙经美国 FDA 批准用于难治性前列腺癌。它是一种 CYP17 抑制剂药物前体,对 17α 羟化酶有强力抑制作用,从而干扰雄激素的生物合成,此效应不仅发生在去势和非去势患者的肾上腺,还发生在外周组织。阿比特龙与泼尼松联用适用于既往接受过多西他赛化疗的转移性去势难治性前列腺癌(mCRPC)患者的治疗。

恩杂鲁胺（Enzalutamide） 为雄激素受体拮抗剂。

2012 年 8 月 31 日，美国 FDA 批准恩杂鲁胺用于治疗转移性或复发的晚期男性去势耐受性前列腺癌患者的治疗。

在一项随机、安慰剂对照的多中心Ⅲ期临床试验中，入组 1 199 位曾接受过多西他赛治疗的转移性去势耐药性前列腺癌患者，结果表明恩杂鲁胺治疗的中位生存期为 18.4 个月，而安慰剂治疗的中位生存期仅为 13.6 个月。

此外，2019 年 12 月 16 日，美国 FDA 批准恩杂鲁胺用于具有去势敏感性转移性前列腺癌的患者。

阿帕鲁胺（Apalutamide） 是第二代非甾体雄激素受体抑制药。

2018 年 2 月 14 日，美国 FDA 批准阿帕鲁胺用于治疗非转移性去势抵抗性前列腺癌。2019 年 9 月 17 日，美国 FDA 批准阿帕鲁胺用于转移性去势敏感性前列腺癌患者。

TITAN 研究为一项Ⅲ期随机双盲临床试验，入组 1 052 例去势抵抗前列腺癌患者，随机接受阿帕鲁胺＋ADT 或安慰剂＋ADT 治疗，中位随访 22.6 个月。阿帕鲁胺显著改善了影像学无进展生存期(rPFS)，中位 rPFS 未达到(安慰剂组中位 rPFS 为 22.1 个月)，死亡或放射学进展风险降低 52%，同时在所有亚组分析中均观察到了阿帕鲁胺治疗的获益。两组 mOS 均未达到，但阿帕鲁胺治疗组显著改善了 OS(HR＝0.67，95%CI，0.51～0.89；$P＝0.005\,3$)，死亡风险降低了 33%。

2. GnRH

阿巴瑞克（Abarelix） 为晚期前列腺癌的一线治疗药物。

2003 年阿巴瑞克获得美国 FDA 批准，该批准是基于一项由 271

例早期和晚期前列腺癌患者的Ⅲ期临床试验,结果表明,阿巴瑞克组分别有 72% 和 68% 的血清睾酮水平达到了去势水平。

地加瑞克(Degarelix)　　用于晚期前列腺癌患者治疗。

2008 年 12 月,美国 FDA 批准地加瑞克用于临床。2019 年 7 月 6 日,中国 NMPA 批准地加瑞克正式上市。

Relugolix　　是第一个口服、促性腺激素释放激素(GnRH)受体拮抗剂。

Relugolix 能抑制睾丸睾酮的生成,此外,Relugolix 也可通过阻断垂体腺中的 GnRH 受体,减少卵巢雌二醇的生成。Relugolix 获批是基于Ⅲ期 HERO 研究,结果显示,治疗 48 周,Relugolix 组有 96.7% 的男性实现去势水平。

3. PARP 抑制剂

奥拉帕利(Olaparib)　　用于进行过前期治疗后疾病出现进展的前列腺癌患者的治疗。

2021 年 6 月 21 日,奥拉帕利获批用于携带 BRCA1/2 突变且在既往新型激素药物治疗后出现疾病进展的转移性去势抵抗性前列腺癌患者的单药治疗。

鲁卡帕尼(Rucaparib)　　用于 BRCA 阳性前列腺癌患者。

鲁卡帕尼 2020 年获批用于临床。该批准基于 TRITON2 研究的结果,中位随访 13.1 个月,结果显示,在 mCRPC 和 BRCA1/2 突变的患者中,客观缓解率为 43.9%,前列腺特异性抗原(PSA)应答率为

52.0%,60%的患者缓解持续时间≥24周。

（二）免疫治疗

> **前列腺癌疫苗[Provenge,Sipuleucel-T]**　适用于晚期前列腺癌患者。

　　Provenge(Sipuleucel-T)是一种新型的自体细胞免疫疗法,可以调动患者自身的免疫系统对抗前列腺癌,Sipuleucel-T组的中位生存期延长了4.1个月(25.8个月 vs 21.7个月),死亡风险下降了22%(P=0.03)。Sipuleucel-T组与安慰剂组的36个月生存率分别为31.7%和23.0%。

　　Provenge于2010年4月29日获得美国FDA批准,用于治疗无症状或症状轻微的mCRPC。

（三）中医药在前列腺癌靶向治疗中的作用

1.中医药在前列腺癌抗雄激素受体治疗中的作用

　　邹佩良的研究表明重楼皂苷Ⅰ在前列腺癌的治疗中具有重要作用。体内动物实验显示重楼皂苷Ⅰ可抑制去势抵抗性前列腺癌PC3和DU145细胞的生长,可诱导细胞阻滞于S期,抑制PC3细胞和DU145细胞的侵袭与迁移能力。王乾等观察了黄芩苷联合阿比特龙治疗晚期前列腺癌的临床疗效,纳入了52例晚期前列腺癌患者,对照组给予阿比特龙联合泼尼松治疗,观察组在对照组基础上增加黄芩苷辅助治疗。结果显示,观察组患者的治疗有效率,KPS评分高于对照组;两组患者的血清PSA、睾酮水平均低于治疗前,且观察组低于对照组。基础研究表明,黄芩苷作用于前列腺癌细胞后,细胞内ROS水平明显上调,其可通过升高细胞内的活性氧,从而抑制前列腺癌细胞的增殖,并促进其凋亡。

　　灵芝孢子油是从灵芝孢子中提取出的具有生物活性的油状脂

质物,张豫明等的研究显示灵芝孢子油能降低双氰睾酮诱导的LNCaP细胞(即人前列腺癌细胞)的增殖活性、雄激素受体的激活和其转录活性,提示在治疗前列腺癌中灵芝孢子油可能通过调节 AR 的激活和转录活性而抑制前列腺癌细胞的生长。

中药复方方面,天津中医药大学贾英杰的健脾利湿化瘀方(生黄芪、刺五加、炙甘草、姜黄、王不留行、补骨脂)对于治疗前列腺癌疗效甚佳。王林欢纳入了 66 例 mCRPC(转移性去势抵抗性前列腺癌)患者,以探讨健脾利湿化瘀方联合阿比特龙治疗 mCRPC 的疗效,结果显示中医药联合靶向治疗在减轻骨痛和不良反应、改善患者疲劳方面显示出了优势;在降低 PSA 方面,联合治疗组的下降幅度也更为明显。

2. 中医药在前列腺癌抗血管生成治疗中的作用

雷公藤内酯醇为雷公藤的有效成分,具有免疫抑制、抗肿瘤等生物活性。刘彼得等的基础研究显示,雷公藤内脂醇可以直接作用于肿瘤细胞的多个分子靶点(如 IL-8)从而产生抗癌效果。进一步的研究表明,雷公藤内脂醇可以下调前列腺癌中 VEGF 的含量。宋振国等以 PC3 细胞为研究对象,结果显示雷公藤内脂醇作用于 PC3 细胞后可以下调肿瘤细胞 VEGF 的含量,抑制肿瘤血管的新生,进而诱导细胞凋亡,抑制细胞生长增殖。

综上所述,中医药对于前列腺癌的靶向治疗大有裨益。中医药可直接靶向 AR、VEGF 等靶点,对前列腺癌造成直接的杀伤作用。

二十一、卵巢癌

卵巢癌(ovarian cancer)是严重威胁妇女健康的恶性肿瘤之一,发病率在女性生殖系统恶性肿瘤中位居第 3 位,病死率居妇科恶性肿瘤之首。卵巢癌发病隐匿,目前尚缺乏有效的筛查及早期诊断措施,绝大多数患者在确诊时已存在局部或远处播散,5 年生存率约为 46%。其组织病理特征,原发性卵巢癌主要分为上皮性卵巢癌、生殖细胞肿瘤及性索-间质肿瘤三大类。上皮性卵巢癌多见于绝经后女性,而恶性生殖细胞肿瘤则高发于儿童和青春期女性。上皮性肿瘤是最为常见的卵巢肿瘤,按生物学行为分为良性、交界性及恶性肿瘤。不同病理类型的卵巢癌在其发病机制、生物学行为、组织学形态、临床表现、治疗方法以及预后等方面均有些许不同。

卵巢癌总的治疗原则以手术治疗为主,辅以化疗,部分患者还可以使用靶向药物等。手术为卵巢癌的主要治疗方式,包括根治性手术、肿瘤细胞减灭术。化疗是卵巢癌重要的辅助治疗方式,除少数类型的早期患者,大部分卵巢癌患者都应接受辅助化疗。靶向治疗包括 PARP 抑制剂、抗血管生成药物等。免疫治疗包括 PD-1/PD-L1 抑制剂、肿瘤疫苗等。

（一）分子靶向治疗

1. PARP 抑制剂

奥拉帕利(Olaparib)　是首个获批的 PARP 口服抑制剂。

奥拉帕利于 2014 年 12 月被美国 FDA 批准上市。2019 年 12 月,奥拉帕利被中国 NMPA 批准用于 BRCA 阳性晚期卵巢癌患者的一线维持治疗。

2017 年妇瘤年会上,报道了一项 Ⅲ 期临床试验 SOLO-2 临床试验,结果表明,奥拉帕利治疗既往铂类化疗失败的复发的 BRCA 胚系突变的卵巢癌患者,PFS 为 30.2 月,而安慰剂 PFS 只有 5.5 个月。

鲁卡帕尼(Rucaparib)　用复发性上皮性卵巢癌患者的治疗。

2018 年 4 月,美国 FDA 批准鲁卡帕尼用于对铂类化疗有完全或部分反应的复发性上皮性卵巢癌、输卵管癌或原发性腹膜癌患者的维持治疗。2020 年 12 月 19 日,美国 FDA 批准鲁卡帕尼用于肿瘤携带 BRCA 基因突变,且已使用两种或多种化疗药物治疗过的晚期卵巢癌。

鲁卡帕尼获批是基于 Study 10 和 ARIEL2(Parts 1/2)的临床试验,共纳入 106 例患者,ORR 为 54%,完全缓解率 9%,部分缓解率 45%,中位持续缓解时间为 9.2 个月。

尼拉帕尼(Niraparib) 用于晚期卵巢癌患者治疗。

尼拉帕尼适应症:①铂类化疗后完全或部分缓解的复发性卵巢上皮癌、输卵管癌或原发性腹膜癌患者的维持治疗;②接受过 3 种或以上化疗方案的晚期卵巢癌、输卵管癌或原发性腹膜癌患者,且具有 HRD 阳性;③一线铂类化疗后完全或部分缓解的晚期卵巢上皮癌、输卵管癌或原发性腹膜癌患者的一线维持治疗。

帕米帕利(Pamiparib) 用于前期治疗后又有进展的晚期输卵管癌等疾病患者。

2020 年 7 月,中国 NMPA 批准帕米帕利用于治疗既往接受过至少两线化疗、携有致病或疑似致病的胚系 BRCA 突变的晚期卵巢癌、输卵管癌或原发性腹膜癌患者。

这次获批基于一项临床Ⅱ期研究,结果表明,入组了 113 例存在 gBRCA 突变的卵巢癌患者,帕米帕利组的 ORR 为 64.6%,中位缓解持续时间为 14.5 个月,中位无进展生存期为 15.2 个月。

氟唑帕利(fluzoparib) 用于晚期卵巢癌的后线治疗。

2020 年 12 月 14 日,中国 NMPA 批准氟唑帕利用于既往经过二线及以上化疗的伴有胚系 BRCA 突变的铂敏感复发性卵巢癌、输卵管癌或原发性腹膜癌患者的治疗。

此次获批是基于一项在既往经过二线及以上化疗的伴有 BRCA1/2 致病性或疑似致病性突变的复发性卵巢癌患者中开展的 II 期临床研究,结果显示,氟唑帕利的 ORR 和 DCR 分别为 64.1% 和 95.1%,完全缓解率为 8.7%。

2. VEGF

贝伐珠单抗(Bevacizumab) 适用铂耐药的复发性卵巢癌患者。

2014 年 11 月 14 日,美国 FDA 批准贝伐珠单抗联合化疗用于晚期卵巢癌的治疗。

西地尼布(Cediranib) 属第三代靶向药物,是一种 VEGF 酪氨酸激酶抑制剂,主要抑制 VEGF-1、VEGF-2、VEGF-3 和 PDGFR。

一项 III 期临床阶段结果显示,西地尼布对于所有患者、铂敏感性(PL-S)和铂抵抗性(PL-R)的中位 PFS 分别为 4.9 个月、7.2 个月和 3.7 个月,中位 OS 分别为 18.9 个月、27.7 个月和 11.9 个月。

(二) 免疫治疗

PD-1/L1 抑制剂

纳武利尤单抗十贝伐珠单抗 适用上皮性卵巢癌患者的治疗。

一项纳入 38 例复发性上皮性卵巢癌患者的 II 期临床试验结果显示,纳武利尤单抗＋贝伐珠单抗联合治疗的 ORR 为 28.9%,中位反应持续时间为 6 个月,中位无进展生存期为 8.1 个月。

> **帕博利珠单抗＋PARP 抑制剂** 可尝试用于晚期上皮性卵巢癌的后线治疗。

2018 年美国妇科肿瘤学年会上报道了Ⅰ/Ⅱ期 TOPACIO 研究结果,在 60 例可评估的患者中,帕博利珠单抗＋尼拉帕尼的 ORR 为 25%,其中包括 2 例完全缓解的患者,DCR 为 68%。

> **帕博利珠单抗＋紫杉醇** 适用卵巢癌患者的治疗。

一项Ⅱ期临床研究评估帕博利珠单抗联合紫杉醇化疗治疗卵巢癌的治疗效果,研究纳入 55 例患者,结果显示,治疗组的 ORR 为 51.4%,DCR 为 86.5%,中位无进展生存期为 7.6 个月,中位总生存期为 13.4 个月。

(三) 中医药在卵巢癌靶向、免疫治疗中的作用

研究表明,VEGF 表达与卵巢癌的临床分期、细胞分化程度及淋巴结转移具有明显的相关性。黄汉陵等以浆液性卵巢癌(SKOV3)细胞株为研究对象,观察大蒜素对此细胞株的影响,实验结果显示癌细胞 VEGF、PI3K、AKT 蛋白的表达含量均明显下降,大蒜素可以通过下调 VEGF/PI3K/AKT 信号通路,从而产生细胞抗凋亡作用来抑制卵巢癌细胞的增殖。张玲观察了益气养阴通络方联合安罗替尼治疗铂耐药复发性卵巢癌患者的临床疗效及安全性,其结果显示益气养阴通络方联合安罗替尼能够显著提高临床疗效,改善中医证候,延长无进展生存期,减缓病情进展,还能够降低安罗替尼治疗过程中的毒副反应发生率。

复方丹参滴丸主要由丹参、三七提取物组成,李航等研究显示复方丹参滴丸可明显促进卵巢癌细胞死亡,并明显减少肿瘤瘤体重量和瘤体体积,降低卵巢癌大鼠脾淋巴细胞转化率,提高卵巢癌大鼠的肿瘤抑制率。同时,复方丹参滴丸可有效抑制肿瘤组织内

VEGF水平,直接抑制下游JAK2/STAT3信号通路表达,诱导肿瘤细胞凋亡,从而抑制肿瘤细胞的增长和侵袭。庄莹莹等观察了丹参酮ⅡA对人卵巢癌细胞株SKOV3的增殖和凋亡的诱导作用,结果显示,丹参酮ⅡA对人卵巢癌SKOV3细胞的增殖具有抑制作用,可下调细胞MMP-2、VEGF的表达。

王秀霞认为晚期卵巢癌患者以阳虚为主、邪实以血瘀为要,提出"温煦肾阳,搜剔胞络瘀滞"法治疗卵巢癌,组方理冲生髓饮(人参、黄芪、鹿角霜、仙灵脾、水蛭、浙贝母、莪术、三棱)。韩凤娟等研究了理冲生髓饮提高卵巢癌患者免疫功能的机理,结果显示理冲生髓饮组CD4＋T细胞含量升高,CD4＋/CD8＋比值较化疗前上升,从实验中可观察到理冲生髓饮可明显提高NK细胞活性。

益气养阴煎是上海中医药大学附属曙光医院肿瘤科治疗卵巢癌的经验方(党参、黄芪、白术、白芍、天冬、麦冬、天花粉、五味子、枸杞子、丹皮、鹿角霜、生地、木香、佛手片等)。齐聪等纳入了59例卵巢癌患者,分为益气养阴煎加化疗组(30例)及单纯化疗组(29例),对其疗效进行观察,结果显示,经服益气养阴煎合并化疗后,CD4＋T细胞及CD4＋/CD8＋比值明显提高($P<0.01$)。提示益气养阴煎有助于提高卵巢癌患者的机体免疫状况。

综上所述,中医药对于卵巢癌的靶向和免疫治疗具有非常重要的临床意义。首先,很多中药能直接靶向VEGF,抑制肿瘤的新生血管形成,从而抑制肿瘤进展。其次,中医药配合安罗替尼等靶向药物,具有减毒增效之效果。再次,中医药能增强机体的免疫功能。

二十二、宫颈癌

宫颈癌为原发于宫颈黏膜上皮或腺体的恶性肿瘤,为妇科三大恶性肿瘤之一,是已婚妇女的常见肿瘤。宫颈癌组织学类型以鳞癌最为多见,约占95%,腺癌仅占3%～5%,极少数为混合癌占5%以下。鳞癌又可分为大细胞角化型(高度分化),大细胞非角化型(中度分化)和小细胞型(低度分化)。腺癌总体预后较鳞癌差。混合癌又称腺鳞癌,恶性程度高,预后差,易早期出现转移。有少数宫颈癌由于细胞分化太差,无法辨认其细胞来源,一般称为未分化癌。

目前,宫颈癌的治疗方法有手术、放疗、化疗、靶向和免疫治疗等。宫颈癌早期或孤立病灶适合手术治疗,中晚期多采用放化疗结合的治疗。免疫、靶向治疗是近年来治疗晚期复发性宫颈癌的新方法。

(一) 分子靶向治疗

1. VEGF

贝伐珠单抗(Bevacizumab) 针对复发性宫颈癌患者。

一项Ⅱ期临床研究(GOG227-C)结果表明,入组的46例转移性或复发性宫颈癌患者,11例患者获得完全缓解,中位无进展生存期为6.21个月,中位总生存期为3.4个月,所有患者的总生存期为7.29个月。

2. ADC药物

Tisotumab vedotin 针对复发或转移性宫颈癌患者的治疗。

2021年4月9日,美国FDA授予Tisotumab vedotin用于在化疗中或化疗后疾病进展的复发或转移性宫颈癌患者。

该批准是基于InnovaTV 204试验,结果表明,Tisotumab vedotin治疗组的ORR为24%,其中包括了7%的完全缓解和17%的部分缓解,中位缓解持续时间8.3个月。

（二）免疫治疗

1. PD-1/L1 抑制剂

> **Balstilimab(巴替利单抗)** 是一款新型全人类单克隆抗体免疫球蛋白 G4(IgG4)的 PD-1 抑制剂。

2021 年 4 月 22 日,美国 FDA 批准 Balstilimab 用于治疗在化疗中或化疗后复发或转移的宫颈癌患者。该批准基于一项 Ⅱ 期临床试验的结果,使用 Balstilimab 治疗的患者 ORR 为 15%,中位缓解持续时间 15.4 个月。

2. "双免"方案

> **纳武利尤单抗＋伊匹木单抗** 用于子宫颈鳞状细胞癌患者的治疗。

根据 2019 年公开的 CheckMate-358 研究结果,纳武利尤单抗＋伊匹木单抗方案用于治疗先前接受过 2 次或更少全身方案治疗的子宫颈鳞状细胞癌患者。经治患者 ORR 为 23.1%,中位无进展生存期 5.8 个月,6 个月无进展生存率 47.6%,12 个月无进展生存率 38.1%,中位总生存期 25.4 个月。

> **Balstilimab＋Zalifrelimab(泽弗利单抗)** 治疗复发或难治型转移性宫颈癌患者。

2020 年 3 月,美国 FDA 曾经授予 Balstilimab 联合 Zalifrelimab 的方案用于临床。一项临床试验结果显示,Balstilimab 联合 Zalifrelimab 治疗复发或难治性转移性宫颈癌患者的 ORR 为 26.5%。

3. CTLA-4

> **伊匹木单抗(Ipilimumab)** 有效提高宫颈癌患者的生存率。

一项Ⅰ期临床试验 NRG-GOG 9929 的结果表明,宫颈癌在放化疗后使用伊匹木单抗维持治疗,21 例患者的 12 个月无进展生存率为 81%,12 个月总生存率为 90%。

> **替西木单抗(Tremelimumab)** 可缓解晚期宫颈癌的进展。

一项Ⅱ期临床研究结果显示,对入组的 84 例晚期宫颈癌患者使用替西木单抗治疗,2 例获得完全缓解,3 例部分缓解,治疗反应持续长达 30 个月。

(三)中医药在子宫颈癌靶向、免疫治疗中的作用

许多中药抗子宫颈癌通过靶向 VEGF 抑制新血管生成实现。张晶等通过体外实验证明了大黄素可以降低肿瘤组织 HIF-1α、VEGF 信号通路的相关蛋白表达,减少宫颈癌组织新生血管生成。朱世杰等发现由斑蝥、人参、黄芪、刺五加等加工合成的中成药艾迪注射液相较于对照组和化疗组能明显降低肿瘤的平均血管密度和 VEGF 蛋白表达水平。Khumkhrong P 等发现石蒜科生物碱(crinamine)除了通过抑制上皮-间质转化正调节因子 SNAI1 和 VIM 的表达来抑制宫颈癌细胞迁移,还能通过抑制宫颈管中 VEGF-A 蛋白的分泌而发挥抗血管生成活性。Shafabakhsh R 等发现白藜芦醇通过抗血管生成、抗增殖、抗转移和促凋亡等发挥抗癌活性,能对宫颈癌起到预防和治疗作用。

多项实验及临床研究表明,中医药在子宫颈癌治疗中起到增强免疫的作用。黄海霞团队对掌叶半夏提取物的一系列探究中发现其能调节免疫平衡,主要通过诱导 CD4+T 细胞分化为 Th1 型,调节 Treg/Th17 比值来发挥免疫治疗作用。胡雅君等通过临床观察发现中药黄芪注射液治疗宫颈癌患者后,T-bet mRNA 表达明显升

高,机制可能与调节辅助性 T 淋巴细胞 Th2/Th1 平衡向 Th1 偏移,增强免疫细胞活性有关。赵蕊等在对宫颈癌小鼠免疫刺激活性的实验研究中发现马齿苋多糖可降低荷瘤小鼠的白细胞介素-4(IL-4)和白细胞介素-10(IL-10)水平,同时升高白细胞介素-2(IL-2)和 γ-干扰素(IFN-γ)的分泌水平,增强细胞免疫功能,抑制宫颈癌组织中吲哚胺 2,3-双加氯酶(IDO)的表达,起到改善肿瘤免疫逃逸的作用。

楼姣英等研究发现中药复方清毒栓能抑制宫颈癌,实验证明其中的有效成份 β-榄香烯可通过抑制 Treg 细胞降低 CTLA4、PD-1 的表达来改变 HR-HPV 感染造成的免疫微环境改变,从而清除人乳头瘤病毒,减少宫颈癌的发生。

综上所述,中医药在宫颈癌靶向和免疫治疗中有不可磨灭的作用。许多中药能靶向 VEGF,起到抗宫颈癌的作用。诸多中药提取物也在临床和动物研究中被证实能调节免疫从而治疗宫颈癌。

二十三、子宫内膜癌

子宫内膜癌是指原发于子宫内膜的恶性肿瘤,发病率在我国妇科肿瘤中居第三位。80%发生于绝经后妇女。子宫内膜癌多发于子宫体上段内膜,以子宫两角最多见,其次为后壁。组织学以子宫内膜样腺癌最为常见,约占 80%(包括典型及非典型亚型),其中以高分化腺癌居多,少数为中分化和低分化腺癌,腺癌预后多较好。其次为浆液性腺癌、鳞癌、未分化癌和混合癌。此外,还有较少见的亚型癌,如透明细胞癌、乳突状腺癌、乳突状浆液性癌等。浆液性乳头状腺癌和透明细胞癌与预后不良相关,较子宫内膜样腺癌更容易发生宫外转移。

子宫内膜癌目前以手术治疗为主,主要术式包括全子宫、双侧输卵管和卵巢切除术伴或不伴盆腔及浸主动脉弯淋巴结切除;根治性改良根治子宫切除术加双侧输卵巢和卵巢切除。辅助治疗包括放疗、化疗、激素治疗、靶向和免疫治疗。治疗方案应根据病理诊断和组织学类型,以及患者年龄、身体状况、有无生育要求等综合评估后制订。

(一)分子靶向治疗

1. EGFR

西妥昔单抗(Cetuximab) 用于复发或难治性子宫内膜癌的治疗。

一项西妥昔单抗用于复发或难治性子宫内膜癌的Ⅱ期研究结果表明,在接受西妥昔单抗治疗的 20 例患者中,部分缓解(PR)1 例,疾病稳定(SD)2 例,临床获益率为 15%。

2. VGFR

贝伐珠单抗(Bevacizumab) 用于晚期子宫内膜癌的治疗。

一项贝伐珠单抗联合紫杉醇、卡铂方案,治疗复发性或晚期子宫内膜癌(Ⅲ/Ⅳ期)的Ⅱ期研究结果表明,在纳入的 8 例患者中,1 例患者在治疗后疾病进展(PD),1 例患者治疗后完全缓解(CR),6 例患者有临床获益,获益率为 75%。

(二)免疫治疗

PD-1 抑制剂

多塔利单抗(Dostarlimab) 是一种人源化抗 PD-1 单克隆抗体,与 PD-1 受体结合,阻断其与配体 PD-L1 和 PD-L2 的相互作用。

2021 年 4 月 22 日,美国 FDA 批准多塔利单抗用于治疗存在错配修复缺陷(dMMR)的复发或晚期子宫内膜癌成年患者。该批准是基于一项 I 期 GARNET 试验,结果显示,多塔利单抗组的客观缓解率为41.6%,其中包括了超过 9% 的完全缓解率,中位缓解持续时间长达34.7 个月。

> **帕博利珠单抗(Pembroliznmab)**　用于晚期子宫内膜癌患者的治疗。

2019 年 9 月 17 日,美国 FDA 批准帕博利珠单抗联合仑伐替尼应用临床。

该批准是基于在一项 OSUCC 的国际 II 期临床试验,结果表明,在纳入了 90 例晚期复发性子宫内膜癌患者中,48% 的晚期子宫内膜癌患者为完全或部分缓解,中位随访时间为 42.6 个月。

> **斯鲁利单抗(Serplulimab)**　为我国自主研制的 PD-1 抑制剂。

2021 年 4 月被中国 NMPA 批准用于经标准治疗失败的、不可切除或转移性高度微卫星不稳定型(MSI-H)实体瘤的治疗。在一项 II 期临床研究中,斯鲁利单抗二线及以上治疗子宫内膜癌患者的 ORR为 40%。

(三) 中医药在子宫内膜癌靶向、免疫治疗中的作用

部分药物以 VEGF 为靶点来发挥抗癌作用,齐曼等采用在白蛋白结合型紫杉醇联合阿帕替尼的治疗基础上加用消癌平治疗子宫内膜癌,发现联合消癌平可提高子宫内膜癌的有效率,对晚期患者尤为明显。谭宏伟等发现三七总皂苷对子宫内膜癌的细胞增殖、转移等过程产生影响,并能促进内膜癌细胞的凋亡,其机制可能与下

调 VEGF、抑制 PI3K/AKT/mTOR 信号通路的活性密切相关。田艳秋证实土荆皮乙酸能抑制子宫内膜癌的细胞转移,诱导凋亡,其机制可能为下调 MMP-9、VEGF 含量以及上调 E-cadherin 表达,并影响细胞增殖信号通路关键分子之一的 MAPK。徐军娟等证实牛蒡子苷元能下调 VEGF 的表达对 II 型子宫内膜癌细胞的增殖产生抑制作用。

李元昆等筛选出有效成分白藜芦醇,发现其能有效抑制子宫内膜癌荷瘤裸鼠肿瘤的生长,且实验组小鼠外周血中 CD4 + T 细胞水平、CD4 + /CD8 + 比值、T 淋巴细胞增殖能力、巨噬细胞吞噬功能及 NK 细胞杀伤活性显著增加,其机制可能与白藜芦醇激活脾脏中相关 TLR4/MyD88 信号通路从而调节机体的免疫功能有关。琪美格等报道联合完带汤治疗子宫内膜癌术后患者能改善患者的临床症状、体征评分和总积分,且 NK 细胞、CD3 + 、CD4 + 、CD4 + /CD8 + T 细胞比值均升高。

综上所述,中药治疗子宫内膜癌可以通过靶向 VEGF 抗血管生成以及增强机体免疫发挥作用。中药汤剂及有效生物成分的抗癌机制为我们使用中医药联合靶向治疗、免疫治疗提供了新的思路。

二十四、恶性淋巴瘤

淋巴瘤是起源于淋巴结或结外淋巴组织的一组异质性肿瘤,是我国常见的恶性肿瘤,每年发病人数约为 7.54 万,发病率为 4.75/10 万,死亡人数为 4.05 万,死亡率为 2.64/10 万,而且地域之间、城乡之间的差异明显。鉴于淋巴瘤的病理类型繁杂、治疗方法多样、预后转归迥异,因此在诊断和治疗过程中需要重视多学科团队的作用。

　　侵袭性淋巴瘤的治疗,通常选择以化疗为基础的综合治疗模式;惰性淋巴瘤的治疗,则需要根据治疗指征来决定开始治疗的时机。因此,结合患者的年龄、体力状况、淋巴瘤病理类型、分期及预后因素,在规范化治疗的原则下制订个体化的诊疗方案尤为重要。

　　与实体瘤不同,大多数情况下,临床分期不是决定淋巴瘤患者预后的最关键因素,病理类型的预后价值更重要。此外,同一病理类型还可依据多项基线数据进一步判断预后,如国际预后指数评分(IPI)为侵袭性淋巴瘤最常用预后评估体系,部分病理类型尚有特有的评分体系,如滤泡性淋巴瘤、套细胞淋巴瘤等。

（一）分子靶向治疗

1. CD20

第一代抗 CD20 单抗

　　利妥昔单抗(Rituximab)　是一种靶向 CD20 的单克隆抗体。

　　利妥昔单抗与表达在 B 淋巴细胞表面的 CD20 分子结合,通过抗体依赖的细胞毒作用和补体依赖的细胞毒作用杀伤肿瘤 B 细胞。

　　1997 年 11 月 26 日,美国 FDA 批准利妥昔单抗用于治疗非霍奇金淋巴瘤、慢淋白血病以及其他肿瘤疾病。

第二代抗 CD20 单抗

　　奥法妥木单抗(Ofatumumab)　是一种完全人源化 I 型 IgG1κ 单抗。

　　2009 年 10 月 26 日,美国 FDA 批准奥法妥木单抗联合化疗治疗慢性淋巴细胞白血病。

第三代抗 CD20 单抗

奥妥珠单抗(Obinutuzumab) 治疗滤泡性淋巴瘤。

2021 年 6 月 3 日,中国 NMPA 批准奥妥珠单抗与化疗联合,用于初治的 Ⅱ 期伴有巨大肿块、Ⅲ 期或 Ⅳ 期滤泡性淋巴瘤患者,达到部分缓解后进行单药维持治疗。

2. BTK

BTK(bruton's tyrosine kinase,布鲁顿氏酪氨酸激酶),是 B 细胞受体(BCR)信号转导通路中的关键激酶,在不同类型恶性血液病中广泛表达,参与 B 细胞的增殖、分化与凋亡过程。BCR 的信号传导不仅传递与特定抗原接触后的适应性免疫应答信号,还在 B 细胞的发育中起到基础作用。

第一代 BTK 抑制剂

伊布替尼(Ibrutinib) 是全球首个上市的 BTK 抑制剂。

伊布替尼能够与 BTK 活性中心的半胱氨酸残基共价结合,从而抑制 B 细胞活性,对 B 细胞淋巴瘤疗效显著,尤其对于难控制、易复发的多种晚期淋巴瘤患者有较好的疗效

2016 年美国血液学年会(ASH)报道的一项 Ⅱ 期研究结果,接受伊布替尼的总缓解率为 46%,中位缓解时间为 4.5 个月,完全缓解率为 3.2%,部分缓解率为 42.9%。

第二代 BTK 抑制剂

泽布替尼(Zanubrutinib) 是一款强效选择性不可逆 BTK 抑制剂。

2021 年 5 月 19 日,美国 FDA 批准泽布替尼用于已经接受过至少一种基于抗 CD20 疗法的边缘区淋巴瘤患者。该适应症是基于 MAGNOLIA 试验的结果,泽布替尼治疗复发或难治的边缘区淋巴瘤患者的 ORR 为 60%,其中完全缓解率 15%,部分缓解率 45%,此外还有 27%的患者保持疾病稳定,DCR 为 87%。

另一项全球 I / II 期临床试验中,43 例可评估的套细胞淋巴瘤患者中,接受泽布替尼单药治疗后,客观缓解率达 85.4%,其中完全缓解率 29.2%,部分缓解率为 56.3%。

> **阿卡替尼(Acalabrutinib)**　是第二代小分子 BTK 抑制剂。

2017 年 10 月 31 日,美国 FDA 批准阿卡替尼用于慢性淋巴细胞性白血病(CLL)或小淋巴细胞性淋巴瘤(SLL)。

> **奥布替尼(Orelabrutinib)**　是我国自主研发的一款新型、强效、高选择性的 BTK 抑制剂。

2020 年 12 月 25 日,中国 NMPA 批准奥布替尼用于复发/难治性慢性淋巴细胞白血病(CLL)/小淋巴细胞淋巴瘤(SLL)患者的治疗。

2020 年 ASH 大会上,一项 II 期临床研究结果表明,在纳入 80 例难治或复发 CLL/SLL 患者中,治疗组的 ORR 为 91.3%,其中 10% 为 CR,DOR 达 77.1%。另一项在复发/难治性套细胞淋巴瘤(MCL)中国患者中进行的 II 期临床研究结果显示,97 例疗效可评估患者中,治疗组的 ORR 达 82.5%,其中 CR 达 24.7%,PR 达 57.7%,疾病总控制率为 91.8%。

3. CD22

> **依帕珠单抗(Epratuzumab)**　为人源性 IgG1 抗 CD22 单抗。

一项Ⅰ/Ⅱ期临床试验的结果表明,依帕珠单抗治疗B细胞淋巴瘤的有效率为43%,中位TTP为23.7个月。

4. CD30

> **本妥昔单抗(Brentuximab)** 是由靶向CD30的单克隆抗体Brentuximab和微管破坏剂MMAE通过一种蛋白酶敏感的交联剂偶联而成。

2011年8月19日,美国FDA批准本妥昔单抗用于治疗霍杰金淋巴瘤(HL)和系统性间变性大细胞淋巴瘤(ALCL)。

2021年4月16日,中国NMPA批准用于治疗复发性/难治性CD30阳性经典型霍奇金淋巴瘤(cHL)或系统性间变性大细胞淋巴瘤(sALCL)患者。

该批准是基于一项纳入1334名患者的临床试验,结果表明,相比较化疗的患者,接受组合疗法的患者,其疾病进展、死亡的风险降低了23%。

5. 26S蛋白酶体

26S蛋白酶体是一种蛋白质复合物,广泛分布于真核细胞的胞质和胞核中,主要是由20S核心复合物和19S调节复合物构成,负责细胞大多数蛋白质的降解,在几乎所有生命活动中具有关键的调控作用。20S核心部分包括3个催化位点:糜蛋白酶、胰蛋白酶和类半酰天冬酶位点,而糜蛋白酶区域是阻止细胞生长的主要功能区。

> **硼替佐米(Bortezomib)** 适应症为套细胞淋巴瘤、多发性骨髓瘤。

硼替佐米是一种有效、可逆的蛋白酶体抑制剂,可以影响细胞多条传导通路,直接影响肿瘤细胞的增殖、凋亡、血管形成等多个环节,因此可以对多种肿瘤有治疗作用。

6. Bcl-2 反义寡核苷酸

反义寡核苷酸（AON）是一类通过序列特异地与靶基因 DNA 或 mRNA 结合而抑制该基因表达，在基因水平调控的分子药物。而硫代反义寡聚核苷酸（phosphorothioate oligonucleotides，PS2ODNs），是用硫原子将磷酸骨架上的非成键氧原子取代后形成的一类新的寡核苷酸类似物，长度在 5～40 核苷酸之间。

反义寡核苷酸是人工合成的，与靶基因或 mRNA 某一区段互补的核酸片段通过碱基互补原则结合于靶基因/mRNA 上，从而封闭基因的表达。

> **奥利默森（Oblimersen）**　用于慢性淋巴细胞白血病等患者的治疗。

奥利默森是一种新型 Bcl-2 反义寡核苷酸药物，靶向 Bcl-2 第 6 外显子的反义寡核苷酸。适应症主要为慢淋白血病、复发难治性套细胞淋巴瘤。

7. HDAC

HDAC(histone deacetylase，组蛋白去乙酰化酶)，对染色体的结构修饰和基因表达调控发挥重要作用。一般情况下，组蛋白的乙酰化有利于 DNA 与组蛋白八聚体的解离，核小体结构松弛，从而使各种转录因子和协同转录因子能与 DNA 结合位点特异性结合，激活基因的转录。而组蛋白的去乙酰化则发挥相反的作用。

在癌细胞中，HDAC 的过表达导致去乙酰化作用增强，通过恢复组蛋白正电荷，从而增加 DNA 与组蛋白之间的引力，使松弛的核小体变得十分紧密，不利于特定基因的表达，包括一些肿瘤抑制基因。

组蛋白去乙酰化酶抑制剂（histone deacetylase inhibitors,

HDACi)则可通过提高染色质特定区域组蛋白乙酰化,调控细胞凋亡及分化相关蛋白的表达和稳定性,成为一类新的抗肿瘤药物。HDACi 不仅对多种血液系统肿瘤和实体瘤具有良好的治疗作用,而且具有肿瘤细胞相对较高选择性和低毒的优点。

> **西达本胺(Chidamide)** 适用难治性外周 T 细胞淋巴瘤。

西达本胺作为国内首个亚型选择性组蛋白去乙酰化酶(HDAC)口服抑制剂,适用于既往至少接受过一次全身化疗的复发或难治的外周 T 细胞淋巴瘤(PTCL)的治疗。

(二) 免疫治疗
1. PD-1/L1 抑制剂

> **信迪利单抗(Sintilimab)** 用于难治性淋巴瘤患者的治疗。

信迪利单抗获批适应症为用于治疗至少经过二线系统化疗的复发或难治性经典型霍奇金淋巴瘤患者。该适应症是基于一项单臂临床试验,结果表明,在纳入的 92 例难治性或者复发性的霍奇金淋巴瘤患者中,74 例患者获得客观缓解,有效率为 80.4%,完全缓解的患者有 31 例(34%),部分缓解 43 例(47%),疾病稳定 16 例(17%)。

> **卡瑞利珠单抗(Camrelizumab)** 用于复发/难治性霍奇金淋巴瘤(R/R-cHL)三线治疗。

2019 年 5 月 5 日卡瑞利珠单抗被批准。该适应症是基于一项纳入 75 例复发或难治性 cHL 患者的临床试验,结果表明,治疗组的客观有效率为 84.8%,完全缓解率(CR)为 30.3%。

> **替雷利珠单抗(Tislelizumab)**　用于经典霍奇金淋巴瘤的治疗。

2019 年 12 月 27 日,中国 NMPA 批准替雷利珠单抗用于临床。该适应症是基于一项临床Ⅱ期试验,结果表明,替雷利珠单抗的总缓解率为 85.7%,其中完全缓解率为 61.4%。

2. CAR-T 细胞疗法

> **Kymriah(Tisagenlecleucel-t)**　用于治疗复发或难治性大 B 细胞淋巴瘤的患者。

2018 年 5 月美国 FDA 批准 Kymriah 用于临床。2021 年 ASCO 大会上公布的结果显示,使用 Kymriah 治疗,在可评估的 94 例患者中,完全缓解率达 66%,ORR 为 86%。治疗 6 个月时,95%的患者达到临床缓解。

> **Yescarta**　为第 2 款上市的 CAR-T 疗法。

2017 年 10 月 18 日,美国 FDA 批准 Yescarta 用于既往接受二线或多线系统治疗的复发性或难治性大 B 细胞淋巴瘤(LBCL)患者的治疗,包括弥漫性大 B 细胞淋巴瘤(DLBCL)、原发纵隔大 B 细胞淋巴瘤(PMBCL)、高级别 B 细胞淋巴瘤(HGBL)以及滤泡性淋巴瘤(FL)。

该批准是基于一项临床试验,结果表明,Yescarta 对 72%的既往治疗失败的晚期非霍奇金淋巴瘤患者有效,51%完全缓解,21%部分缓解。

(三) 中医药在恶性淋巴瘤靶向、免疫治疗中的作用

抗 CD20 药物(如利妥昔单抗)治疗恶性淋巴瘤疗效显著,R-CHOP 方案目前用于中、晚期淋巴瘤能有效延缓肿瘤进展。中医药联合 R-CHOP 方案具有增强靶向治疗疗效和减轻不良反应的

作用。

陈泽松等研究表明香砂六君子汤对于脾胃气虚型的 B 细胞型非霍奇金淋巴瘤有显著的治疗效果,其联合 R-CHOP 方案能够提高患者的 KPS 评分和细胞免疫功能,改善生存质量,且血液及消化系统毒副反应的发生率及程度分级有所降低。袁欣蓓等发现 R-CHOP 方案治疗的同时施用扶正化瘀解毒方,能使淋巴瘤的肿瘤负荷降低。连粉红发现抑瘤消核方联合 R-CHOP 方案治疗弥漫大 B 细胞淋巴瘤,能降低血液、消化、周围神经系统等不良反应的发生率,缓解临床症状、改善中医证候、提高临床疗效。盛妍欣等采用附子理中汤联合 R-CHOP 方案治疗辨证为脾阳虚型的非霍奇金淋巴瘤患者,能明显改善患者脾阳虚弱的证候表现,改善体质,降低感染、骨髓抑制发生率以及抗蒽环类化疗药物导致的心脏毒性等。

许多中成药注射剂和中药有效成分联合 R-CHOP 方案也有增效减毒的作用。朱利峰发现参麦注射液联合 R-CHOP 方案能减少 CD20 阳性弥漫大 B 细胞淋巴瘤患者不良反应的发生。陆国权等发现艾迪注射液联合 R-CHOP 方案治疗弥漫大 B 细胞淋巴瘤能降低白细胞、血小板减少等并发症,提高疗效。

PD-1 是肿瘤治疗中重要的免疫检查点,许多中药通过与抗 PD-1 抑制剂药物协同作用来治疗恶性淋巴瘤。刘群英等发现消瘰丸不仅抑制 CD4＋T 细胞中 PD-1 的高表达,还能与 PD-L1 抑制剂起到协同作用。郭奕维等通过体外实验发现人参皂苷 Rg3 联合 PD-1 抑制剂能够恢复弥漫大 B 细胞淋巴瘤造成的 T 细胞增殖抑制,并增加相关细胞因子 IL-2/IFN-γ 的分泌。

综上所述,靶向、免疫治疗联合中医药治疗恶性淋巴瘤效果显著,中药汤剂、中成药制剂和中药有效成分等不仅能增强靶向、免疫药物的疗效,还能有效降低消化道、血液系统等不良反应,提高依从性,明显提升患者的生存率和生存质量。

二十五、急性白血病

白血病（leukemia）是起源于造血干、祖细胞的造血系统恶性肿瘤。白血病细胞具有增殖、生存优势，在体内无控性增生、积聚，逐渐抑制正常造血，并侵袭其他器官、系统，使患者出现贫血、出血、感染和浸润征象，最终导致死亡。

白血病发病与感染、辐射、化学制剂以及生活方式和遗传等有关，细胞、分子遗传学异常是其致病基础。这些致病因素改变细胞的遗传特性，影响细胞的正常生物学行为，使之恶变，形成白血病。

根据白血病细胞的分化程度和自然病程，将白血病分为急性和慢性两大类。急性白血病（acute leukemia）细胞的分化停滞于早期阶段，多为原始细胞和早期幼稚细胞，病情发展迅速，自然病程仅数月。慢性白血病（chronic leukemia）细胞的分化停滞于晚期阶段，多为较成熟细胞或成熟细胞，病情相对缓慢，自然病程可达数年。

按照主要受累的细胞系列可将急性白血病分为急性淋巴细胞白血病（acute lymphoblastic leukemia，ALL）和急性髓系白血病（acute myeloid leukemia，AML）。

急性白血病会根据患者年龄、治疗意愿、疾病特点等进行综合治疗。化疗是目前主要治疗方法，主要分为诱导缓解治疗和缓解后治疗两个阶段。

（一）靶向和免疫治疗

1. CD20

> **奥法妥木单抗（Ofatumumab）**　用于 CLL 和初始 ALL 患者的治疗。

2009 年美国 FDA 批准奥法妥木单抗用于治疗慢性淋巴细胞白血

病(CLL),但一项研究表明,对于初治的急性淋巴细胞白血病(ALL)患者,经奥法妥木单抗联合 hyper-CVAD 治疗后的 3 年 CR 为 78%,3 年 OS 率为 68%。

2. Ph+/BCR-ABL

大约在 1/4 的 ALL 患者中具有费城染色体阳性[Ph(+)],这是由染色体 9 和 22 之间的遗传物质交换形成的异常染色体,其产生称为 BCR-ABL 基因突变。

> **伊马替尼(Imatinib)** 用于 Ph(+)慢性粒细胞白血病(CML)的慢性期、加速期和急性期,成人复发的或难治的 Ph(+)急性淋巴细胞白血病[Ph(+) ALL]。

> **达沙替尼(Dasatinib)** 为第二代酪氨酸激酶抑制剂,用于治疗伊马替尼耐药或不能耐受的 Ph(+)慢粒慢性期、加速期和急性白血病。

> **普纳替尼(Ponatinib)** 是目前唯一针对 T315I 突变的 BCR-ABL 酪氨酸激酶抑制剂。

普纳替尼可有效阻滞 ABL1 基因的 T315I 突变,该突变是前两代 BCR-ABL 酪氨酸激酶抑制剂的常见耐药机制之一。

普纳替尼是治疗白血病的第三代药物,适用于治疗对既往酪氨酸激酶抑制剂治疗耐药或不能耐受的有慢性相、加速相、或母细胞相慢性粒性白血病(CML)患者,或对既往酪氨酸激酶抑制剂治疗耐药或不能耐受的急性淋巴母细胞白血病[Ph(+) ALL]。

3. IDH

IDH(Isocitrate dehydrogenase)即异柠檬酸脱氢酶,包括 IDH1、

IDHI2、IDH3。IDH 在三羧酸循环中扮演重要角色，可催化异柠檬酸脱氢为 α-酮戊二酸，与组蛋白修饰、DNA 甲基化等关键表观遗传密切相关。在 AML 患者中，8%～19%会发生 IDH2 的突变。

> **恩西地平（Enasidenib）** 是一种特异性针对 IDH2 突变的小分子抑制剂，针对的突变位点为 IDH2 的 R140Q、R172S 和 R172K。

　　恩西地平与突变的 IDH2 特异性结合后，可以减少戊二酸水平，诱导髓系分化 AML，降低原始细胞计数水平，增加成熟粒细胞的百分比，从而缓解 AML 症状，控制该疾病发展。

　　2017 年 8 月 1 日，美国 FDA 批准恩西地平用于治疗 IDH2 基因突变的成人复发或难治性急性髓系白血病（AML）患者。这是首个针对 IDH2 基因突变的药物，也是目前针对 IDH2 突变白血病患者的唯一药物。恩西地平的批准是基于一项包含 199 例单臂临床试验，19%的患者达到完全缓解，4%的患者达到部分缓解。

> **艾伏尼布（Ivosidenib）** 针对难治性 AML 患者的治疗。

　　艾伏尼布为首个 IDH1 抑制剂类口服剂，被美国 FDA 批准用于治疗携带特定 IDH1 基因突变复发性或难治性急性髓性白血病（AML）患者。该批准基于开放性单臂多中心临床试验（AG120-C-001），共纳入 174 例患有复发或难治性 AML 的成年患者，结果表明 32.8%的患者达到完全缓解。

（二）中医药在急性白血病靶向、免疫治疗中的作用

1. 中医药在费城染色体阳性［Ph（＋）］急性淋巴细胞白血病靶向治疗中的作用

　　桔梗皂苷 D 是从桔梗根部中提取的三萜皂苷活性成分，在多种疾病的治疗中显示了良好的应用前景。有研究表明，桔梗皂苷 D 可

通过多种作用机制提高伊马替尼的临床疗效,代群等发现桔梗皂苷D联合伊马替尼可抑制白血病细胞 K562/R 的增殖、促进此细胞系凋亡。除此之外,还可通过抑制 BCR/ABL 融合蛋白表达、抑制PI3K/AKT/mTOR 信号通路增效、增敏。

郑方等观察了贞芪扶正颗粒联合达沙替尼治疗 Ph(＋)白血病的疗效,结果观察组患者 CCR(完全缓解率)显著高于对照组,CCR中位时间显著短于对照组,观察组患者不良反应发生率也显著低于对照组。说明贞芪扶正颗粒能显著提高达沙替尼治疗 Ph(＋)白血病的血液学效应,还可提高达沙替尼在治疗过程中的安全性。

2. 中医药在以 FLT3、Ras 以及 Bcl‐2 基因为靶点的急性髓性细胞白血病靶向治疗中的作用

绝大部分患者白血病细胞上有 FLT3 基因的过度表达,FLT3 的过高表达可能对白血病的发病起到了一定的作用,目前寻找新的选择性 FLT3 抑制剂已成为白血病靶向治疗的热点之一。在血液系统的种种癌症中,N‐Ras 癌基因是 Ras 癌基因突变最常见的一种,突变率高达 90% 以上,N‐Ras 突变可使信号传导异常而致细胞的恶性转化,还可导致造血祖细胞的增殖及分化功能丧失。实验证明,中医药可通过作用于这两个基因靶点,从而对 AML 的靶向治疗有所裨益。王晓玲等以山东中医药大学附属医院血液科治疗急性白血病之经验方益气养阴方为底方,再辩证添加扶正药和祛邪药,结果观察到中药原方能够降低 FLT3 和 N‐Ras 基因在白血病干细胞mRNA 的表达水平,还可抑制 AML 细胞的克隆性增殖,证明益气养阴方对 AML 治疗具有一定作用。

雄黄是中医临床中常用的经典抗癌药,张芮铭发现雄黄单药在研究中表现出一定程度的抗白血病细胞活性,对急性髓系早幼粒细胞 NB4 细胞株的增殖具有抑制作用,并能使 NB4 细胞株内与线粒体介导的凋亡相关蛋白 Bcl‐2 的表达下调,Cyt‐C、AIF、Bax 的表达上调,提示雄黄或可作为以 Bcl-2 抑癌基因为靶点的靶向疗法的一种辅助药物。

砒霜也称信石,有杀虫、截疟、消痃的作用,其主要成分为 As_2O_3,Chen 等发现 As_2O_3 能够诱导急性早幼粒细胞白血病(APL)细胞凋亡,并不影响 BAX、Bcl-X、c-MYC、p53 的表达,但可下调 Bcl-2 在 mRNA 与蛋白水平的表达。

大黄素属于单核苷类蒽醌衍生物,是多种中药(如大黄、何首乌等)的有效成分。Chen 等研究表明,大黄素可增强细胞对全反式维甲酸的敏感性,进一步实验表明增加大黄素的剂量可以有效地抑制 AML 细胞生长,引起细胞凋亡,同时激活 Caspase-9、Caspase-3 等,除此之外,还可导致 Bcl-2 表达水平降低。

葛根最主要的有效成分为葛根总黄酮,朱国华等以急性单核细胞白血病(即急性髓系白血病 M5 型)细胞系 SHI-1 为研究对象,以不同浓度梯度的 PRF 处理该细胞系,结果表明 PRF 可通过活化 Caspases 水解酶、激活 MAPK、下调 NF-κB 及 Bcl-2 等信号分子来促使 SHI-1 细胞凋亡。

郑维威等发现雷公藤甲素对 KG-1 细胞(来源于人 AML-M0)的增殖抑制呈剂量依赖性,还可诱导 KG-1 细胞凋亡,同时雷公藤甲素可以下调 Bcl-2、β-catenin,p-AKT 等蛋白的表达水平。

3. 中医药可对急性白血病靶向治疗过程中的耐药性及不良反应起积极作用

最新研究发现,复方丹参注射液联合伊马替尼治疗 ALL 能明显减少治疗过程中的不良反应,对伊马替尼耐药性也可能有一定的改善作用。杨春华等纳入了 80 例 ALL 患者,并将其分为对照组与观察组,两组各 40 例,所有患者均接受 VDCP 标准化疗方案治疗,对照组加以伊马替尼治疗,观察组则再加以复方丹参注射液联合伊马替尼治疗。结果显示,与治疗前比较,观察组治疗后外周血象水平均明显好于对照组（$P<0.05$），且观察组治疗后突变型 p53 基因阳性表达率较治疗前明显下降，较对照组明显降低（$P<0.05$），观察组肝功能异常发生率明显低于对照组（$P<0.05$），这证明复方丹参注射液能有效减少靶向联合化学治疗过程中的不良反应，降低 p-糖蛋白及 p53 蛋白阳性表达率，且能明显改善患者的免疫功能。

4. 中医药在急性白血病免疫治疗中的作用

CAR-T 疗法在复发的急性 B 系淋巴细胞白血病或难治急性 B 系淋巴细胞白血病的治疗中取得了极大的成功，而 CAR-T 疗法的首要条件是能够从病人身上收集足够的高质量的 T 细胞。某些病人由于前期化疗或者疾病严重的情况下，体内 T 细胞数量和质量都无法满足 CAR-T 疗法所需要的 T 细胞。而中医药在调节机体免疫功能，调控肿瘤微环境方面具有独特的作用。

郑秀华等研究表明益气养阴法可提高患者外周血白细胞计数、淋巴细胞计数、T 淋巴细胞（CD3＋）及辅助淋巴细胞亚群（CD4＋），降低抑制 T 淋巴细胞亚群（CD8＋），调整 T 淋巴细胞亚群的比例。安娜等观察了槐杞黄颗粒对急性淋巴细胞白血病儿童病患维持期细胞免疫功能的影响，结果显示治疗组患儿 CD3＋、CD4＋、CD4＋/CD8＋显著高于对照组（$P<0.01$）。维持阶段治疗组患儿重症感染发生率为 20.0%，显著低于对照组的 46.7%。这些研究都表明，中医药对纠正白血病患儿的免疫功能缺陷和免疫功能紊乱，恢复患儿的免疫防御和免疫监视功能，减少感染并发症，防止白血病复发以及进行后续的免疫疗法等方面都具有重要意义。

综上所述，中医药在急性白血病的免疫和靶向疗法中都有着不可或缺的地位。第一，中医药可以通过多种信号通路增强靶向药伊马替尼的疗效，并可提升治疗过程的安全性。第二，中医药可以直接靶向 FLT-3、Ras、Bcl-2 等目标基因，与同一靶点的靶向药物起到协同作用。第三，中医药对于改善靶向疗法的耐药性及不良反应有积极作用。

二十六、慢性粒细胞白血病

　　慢性粒细胞白血病(chronic myeloid leukemia，CML)，又称慢性髓系白血病，简称慢粒，是发生在多能造血干细胞的恶性骨髓增生性肿瘤。临床上分为慢性期、加速期和急变期，通常进展缓慢，多发生于中老年人群，儿童患病罕见。

　　CML 约占成人白血病的 15%，全球年发病率约为(1.6～2.0)/10 万人，我国年发病率为(0.36～0.55)/10 万人。随着年龄增加，CML 发病率有逐步升高的趋势，欧美国家发病人群年龄多为 56～67 岁，我国 CML 患者较西方更为年轻化，发病年龄多为 45～50 岁。

　　酪氨酸激酶抑制剂是治疗 CML 的主要药物，口服给药，方便且耐受性较好，疾病控制率高，使绝大多数患者生存期接近常人，生活质量显著改善，但需要长期甚至终身服药。

　　绝大多数慢性期和加速期患者施用酪氨酸激酶抑制剂治疗预后良好，长期生存者超过 80%。急变期患者仅用酪氨酸激酶抑制剂或化疗生存期较短，多为数月，少数超过 1～2 年，异基因造血干细胞移植可以使 40%～50% 的患者长期生存。

(一) 分子靶向治疗

Ph(＋)/BCR-ABL

第一代酪氨酸激酶抑制剂(TKIs)

　　伊马替尼(Imatinib)　为酪氨酸激酶抑制剂，通过与 ATP 分子竞争 BCR-ABL 原癌蛋白的 ATP 结合位点，阻断异常激活信号传导，而发挥抗肿瘤作用。

尼洛替尼(Nilotinib) 用于对既往治疗(包括伊马替尼)耐药或不耐受的费城染色体阳性的慢性髓性白血病[Ph(＋)CML]慢性期或加速期患者。

第二代酪氨酸激酶抑制剂(TKIs)

达沙替尼(Dasatinib) 用于治疗伊马替尼耐药或不能耐受的 Ph(＋)慢粒慢性期、加速期和急性变白血病。

在 2009 年 ASH 年会上报告了一项多中心、随机、开放、Ⅲ期临床研究(CA180-03de),共纳入 670 例伊马替尼耐药、或不能耐受的患者,结果表明客观缓解率为 92％,达沙替尼组患者的 3 年无进展生存率(PFS)和总生存率(OS)分别为 73％和 87％。

博舒替尼(Bosutinib) 用于 CML 等疾病的治疗。

博舒替尼为第二代酪氨酸激酶抑制剂,用于治疗成人慢性、加速或急变期的 Ph(＋),对伊马替尼等其他治疗耐药或不能耐受的慢性粒细胞性白血病(CML)患者。

一项随机多中心、开放标签的Ⅲ期临床研究显示,博舒替尼组的客观缓解率为 77.2％,伊马替尼治疗组则为 66.4％。

第三代酪氨酸激酶抑制剂(TKIs)

帕纳替尼(Ponatinib) 用于 CML、AML 等疾病的治疗。

帕纳替尼为第三代 BCR-ABL 激酶靶向抑制剂,适用于治疗对既往酪氨酸激酶抑制剂治疗耐药或不能耐受的有慢性相,加速相,或母细胞相慢性粒性白血病(CML)成年患者,或对既往酪氨酸激酶抑制剂治疗耐药或不能耐受的 Ph(＋)急性淋巴母细胞白血病的患者。

一项关于帕纳替尼的Ⅱ期临床试验，共纳入了449例经多次既往治疗的达沙替尼或尼罗替尼抵抗或有不可接受的毒副作用、或者携带BCR-ABL T315I突变的CML或Ph(－)ALL患者。结果发现，267例慢性CML患者中有56％出现主要的细胞遗传学反应，46％患者出现完全细胞遗传学反应，34％的患者出现主要分子学反应；其中32例Ph(－)ALL患者中，41％出现主要血液学反应，47％出现主要细胞遗传学反应药物。

奥雷巴替尼（Olverembatinib）　用于髓系白血病患者。

2021年2月，美国FDA批准奥雷巴替尼用于治疗TKIs耐药的慢性髓系白血病患者。该适应症是基于一项Ⅰ期临床试验，奥雷巴替尼组的完全血液学缓解率(CHR)为96％。

Asciminib(ABL001)　用于慢性粒细胞白血病患者的治疗。

Asciminib被美国FDA批准用于曾经接受过2种或以上酪氨酸激酶抑制剂治疗的Ph＋慢性粒细胞白血病患者，以及携带T315I突变的Ph(＋)慢性粒细胞白血病成年患者。该批准是基于一项Ⅲ期ASCEMBL临床试验，结果表明，接受Asciminib的患者，主要分子学反应率为25.5％。

（二）中医药在慢性粒细胞白血病靶向治疗中的作用

1. 中医药在慢性粒细胞白血病靶向治疗中的作用

高三尖杉酯碱为三尖杉的有效提取成分，广泛应用于髓系白血病的治疗。吴晶晶等通过实验证明，高三尖杉酯碱联合伊马替尼可协同抑制K562/G01细胞的增殖并诱导其调亡，其主要机制是抑制

p210 蛋白及相关通路蛋白进而降低其酪氨酸激酶活性及影响下游的 PI3K/Akt 通路。

蔡佳等研究了中药桃儿七联合伊马替尼对慢性粒细胞白血病 K562 细胞增殖的影响,结果表明桃儿七和低浓度的伊马替尼具有协同效应,此效应是通过阻滞细胞周期和抑制 BCR‐ABL‐JAK‐STAT5 信号通路,从而抑制 K562 细胞的增殖。

小檗胺是从黄芦木中提取的一种双苄基异喹啉类生物碱药物。唐劲奋的研究显示,小檗胺对白血病细胞有直接杀伤作用,可有效清除 LSCs 和 BCR‐ABL 的 T315I 突变细胞,小檗胺能抑制 CML 细胞中 CaMKII γ 激酶活性,从而杀伤 CML 细胞。除此之外,小檗胺与伊马替尼联合用药还具有协同效应,能显著协同伊马替尼杀伤 CML 细胞,使细胞凋亡增加。

2. 中医药可对慢性粒细胞白血病靶向治疗过程中的耐药性及不良反应起积极作用

姜黄素是一种从姜黄的根茎中提取得到的黄色色素,是一种天然多酚类化合物,主要药理作用有抗氧化、抗炎、抗凝、降脂、抗动脉粥样硬化,不仅如此,在对抗慢性粒细胞白血病靶向治疗过程中产生的耐药性方面,姜黄素也具有不俗的效果。Wu 等合成了高活性的姜黄素衍生物 C817 与 C086,并对其进行研究,结果显示 C817 和 C086 均能够抑制慢性髓系白血病 BCR‐ABL 基因扩增或 ABL 激酶位点突变所致伊马替尼耐药细胞的增殖,包括野生型突变、Q252H、Y253F 位点突变和最难克服的对尼洛替尼、达沙替尼都有抗药性的 T315I 位点突变,除此之外还能抑制白血病干祖细胞的生长。黄燕芬等发现姜黄素水解产物可有效降低 K562/A02 细胞膜 P‐糖蛋白的表达,增加化疗药物在胞内的潴留而达到逆转耐药的功能。

汉防己甲素又名粉防己碱,是粉防己的主要有效成分,同时也是一种双苄基异喹啉类生物碱。Shi 等对汉防己甲素进行了一系列研究,发现它可以通过多种途径如上调 Caspase-3 mRNA 及蛋白的表达水平、下调 BCL-2 mRNA 及蛋白的表达水平等,诱导 K562/G01(源于慢性髓性白血病患者细胞系的耐伊马替尼多药耐药细胞株)细胞凋亡,从而实现其部分克服耐药性的可喜结果。

隐丹参酮是中药丹参的有效成分,浙江中医药大学课题组的研究发现,隐丹参酮可提高 CML 细胞对伊马替尼的化疗敏感性,其作用机制不依赖于对 P-糖蛋白表达的抑制和胞内药物浓度的提高。

林秀梅以中药莲子心的有效成分甲基莲心碱为研究对象,发现甲基莲心碱能降低 Pgp/mdr1 基因表达,增加肿瘤细胞内抗癌药物浓度,从而逆转 K562/A02 细胞的耐药性。

常晓慧等观察了 23 例接受伊马替尼治疗的 CML 患者,并将其分为实验组和对照组,对照组予伊马替尼常规治疗,实验组加用六味地黄丸,治疗 2 个月后观察药物性水肿及临床疗效,结果显示,六味地黄丸可明显改善伊马替尼导致的药物性水肿症状。

综上所述,中医药对于慢性粒细胞白血病靶向治疗具有重要意义。首先,中医药可以通过影响通路蛋白及下游 PI3K/Akt 通路来抑制慢性粒细胞白血病细胞的增殖,可促进其凋亡。其次,中医药能较好地协同伊马替尼杀伤 CML 细胞,还可能减少靶向药的用量。最后,中医药可以降低癌细胞对于伊马替尼的耐药性,增强疗效。

二十七、慢性淋巴细胞白血病

慢性淋巴细胞白血病(chronic lymphocytic leukemia,CLL)是欧美国家最常见的成人白血病。根据美国国立癌症研究所"监测、流行病学和结果数据库(SEER)"2014—2018 年统计,CLL 发病率男性 6.7 人/10 万人,女性 3.5 人/10 万人。2015—2019 年 CLL 死亡率男性 1.6 人/10 万人,女性 0.7 人/10 万人。

CLL 虽发展缓慢,但难以治愈。部分患者可向幼淋巴细胞白血病、弥漫大 B 细胞淋巴瘤、霍奇金淋巴瘤、急淋等其他恶性淋巴增殖性疾病转化。CLL 中位生存期一般为 35~63 个月,也有的患者生存时间长达 10 年以上。

CLL 早期病情稳定者需做好定期观察;有些患者病情进展较快,需积极治疗,治疗根据具体情况而定,一般可选用氟达拉滨、环磷酰胺、苯达莫因汀的化学治疗,也可联合利妥昔单抗,也可应用伊布替尼靶向治疗等。异基因造血干细胞目前仍是 CLL 的唯一治愈手段,但由于 CLL 主要为老年患者,仅少数适合移植。

(一)分子靶向治疗

1. CD20

> **奥法木单抗(Ofatumumab)** 用于 CLL 的治疗。

2016 年 1 月 19 日,美国 FDA 批准奥法木单抗用于复发性/进展性 CLL 患者的治疗,该适应症是基于一项Ⅱ期研究试验,结果表明,奥法木单抗组的 ORR 为 58%。而一项随机Ⅲ期试验结果显示,对照组的中位 PFS 为 15.2 个月,奥法木单抗组为 29.4 个月。

> **奥妥珠单抗(Obinutuzumab)**

奥妥珠单抗是针对 CD20 的单克隆抗体,奥妥珠单抗与苯丁酸氮芥联合用于治疗慢性淋巴细胞白血病。在一项全球Ⅲ期临床试验中,奥妥珠单抗＋苯丁酸氮芥的 mPFS 为 26.7 个月。与苯丁酸氮芥单药相比,奥妥珠单抗＋苯丁酸氮芥降低疾病进展或死亡风险达 82%。

2. BTK

> **伊布替尼(Ibrutinib)** 是全球首个上市的 BTK 抑制剂。

一项以慢性淋巴细胞白血病患者为研究对象的临床试验结果表

明,伊布替尼对比奥法木单抗的无进展生存期分别为 9.4 个月和 1.8 个月,总有效率为 42.6% 和 4.0%。

> **奥布替尼(Orelabrutinib)**　　用于 SLL、MCL 等疾病的治疗。

2020 年 12 月 25 日,中国 NMPA 批准奥布替尼用于复发/难治性慢性淋巴细胞白血病(CLL)/小淋巴细胞淋巴瘤(SLL)患者,和复发/难治性套细胞淋巴瘤(MCL)患者。

该适应症是基于一项 II 期临床研究最新结果,治疗组患者的 ORR 为 91.3%,其中 10% 达到 CR。在相同的治疗周期内,奥布替尼显示出更高的 CR 率。

> **阿卡替尼(Acalabrutinib)**　　用于患有慢性淋巴细胞性白血病(CLL)或小淋巴细胞性淋巴瘤(SLL)的患者。

2019 年 11 月,美国 FDA 批准阿卡替尼用于临床。该批准是基于 ELEVATE-TN 的 III 期研究结果。结果显示,在之前未接受过治疗的 CLL 患者中,与苯丁酸氮芥联合奥妥珠单抗的标准疗法相比,阿卡替尼联合奥妥珠单抗或阿卡替尼单药治疗可使疾病进展或死亡风险分别降低 90% 和 80%。

(二) 中医药在慢性淋巴细胞白血病靶向、免疫治疗中的作用

1. 中医药在以 Bcl-2 基因为靶点的慢性淋巴细胞白血病靶向治疗中的作用

雄黄的主要成分是 As_4S_4,刘欣雨以人 CLL 细胞株 MEC-1 为研究对象,通过观察 As_4S_4 对细胞活力、增殖与凋亡的影响,结果显示 As_4S_4 具有抑制细胞存活与增殖并诱导细胞凋亡的作用,且该作用呈时间和剂量依赖性,而进一步的机制研究则显示,As_4S_4 处理

MEC-1细胞后Bax mRNA表达上调,而c-Myc mRNA表达下降。

2. 中医药在慢性淋巴细胞白血病免疫治疗中的作用

CAR-T疗法对于复发/难治性CLL患者具有很高的彻底治愈率,近一半的患者能彻底康复。而在实际临床工作中,很多患者由于本身身体状况较差,或化疗后的骨髓抑制,无法耐受进一步的治疗,从而错失接受CAR-T疗法的机会。中医药恰恰能在这一方面有所作为。

丰纪明纳入了56例慢性淋巴细胞白血病患者,并将其分为对照组28例,观察组28例,对照组单纯使用西药治疗,观察组在此基础之上加用四君消瘰抗白方(党参、白术、茯苓、生甘草、黄芪、当归、贝母、煅牡蛎、玄参、夏枯草、龙葵、白花蛇舌草、半枝莲、山慈菇、枳实和丹参)。气阴两虚者加用麦冬、旱莲草、女贞子;痰湿困阻者加用茵陈、泽泻、苍术;肝气不舒者加用柴胡、香附;痞块明显者加三棱、莪术、生鳖甲;化疗期间,恶心、呕吐者,加生姜、陈皮、法半夏、砂仁。结果显示,治疗6个周期后,观察组患者的临床疗效明显优于对照组,外周血象指标亦明显优于对照组,差异有统计学意义($P<0.05$),可以减轻化疗药物的副作用和毒性反应,显著提高临床疗效和改善外周血象指标,提高患者的生存质量,增强患者免疫力并预防并发症的发生。

张蓓等选取了62例CLL患者,并将其分为对照组和观察组,对照组予以标准化疗方案(醋酸泼尼松片联合氟达拉滨),观察组则加用益气养阴补血活血方,分析益气养阴补血活血方与醋酸泼尼松片联合氟达拉滨、免疫抑制剂的疗效,结果显示观察组治疗CLL疗效更为显著。本研究还发现,观察组脾肿大、疼痛、发热、腹胀、水肿等相关症状比对照组更快缓解($P<0.05$),结果证明,益气养阴补血活血方可有效改善临床相关症状。李玲等观察了36例慢性淋巴细胞白血病患者,对其实施益气养阴补血活血法联合西药治疗,观察治

疗后疗效及其外周血象指标改善情况。结果显示，白细胞计数、淋巴细胞百分比、淋巴细胞绝对数等外周血象指标均优于治疗前。李琼谦等的研究结果表明，接受通积散联合化疗的慢性淋巴细胞性白血病患者经治疗均明显好转，外周血中的白细胞计数明显下降。

综上所述，中医药在慢性淋巴细胞白血病的免疫和靶向治疗中具有重要作用。

二十八、多发性骨髓瘤

多发性骨髓瘤（multiple myeloma）是一种主要发生于中老年人的恶性浆细胞血液肿瘤，特征为克隆性浆细胞在骨髓中增殖，血、尿中出现单克隆免疫球蛋白或其片段，恶性增殖的浆细胞或其产生的单克隆免疫球蛋白等产物造成骨髓、骨骼、肾脏等相关靶器官损害。临床主要表现为贫血、骨病、肾功能不全、高钙血症等。

多发性骨髓瘤发病约占血液肿瘤 10%，在很多国家是仅次于恶性淋巴瘤的常见的血液恶性肿瘤。多发性骨髓瘤年发病率为（3～6）人/100 000 人，在不同地区和种族差异比较明显，亚洲人群发病率在（1～2）人/100 000 人左右。

无症状的多发性骨髓瘤不推荐治疗，但高危患者可根据患者意愿综合考虑。孤立性浆细胞瘤的治疗无论是骨型还是骨外型首选对受累野进行放疗，疾病进展至有症状骨髓瘤者，按骨髓瘤治疗。有症状的多发性骨髓瘤的完整治疗流程包括：对于年龄＜65岁，一般情况良好患者建议诱导治疗—自体造血干细胞移植—维持治疗；对于年龄＞65 岁或者没有自体移植指征的病人建议诱导治疗—巩固治疗—维持治疗。

（一）分子靶向治疗

1. 26S 蛋白酶体

26S 蛋白酶体是一种蛋白质复合物，广泛分布于真核细胞的胞质和胞核中,主要是由 20S 核心复合物和 19S 调节复合物构成,负责细胞大多数蛋白质的降解,在几乎所有生命活动中具有关键的调控作用。

硼替佐米(Bortezomib) 是哺乳动物细胞中 26S 蛋白酶体糜蛋白酶样活性的可逆抑制剂,可以影响细胞多条传导通路,直接影响肿瘤细胞的增殖、凋亡、血管形成等多个环节。

一项Ⅲ期临床研究结果显示,硼替佐米治疗组的肿瘤进展时间为 6.2 个月,而地塞米松治疗组为 3.2 个月,两组的 1 年生存率分别为 80% 和 66%。

硼替佐米联合其他药物,在多发性骨髓瘤、复发/难治性多发性骨髓瘤、复发或耐药性难治性滤泡性淋巴瘤或套细胞淋巴瘤或边缘区淋巴瘤、初治的晚期滤泡性淋巴瘤、弥漫大 B 细胞淋巴瘤等的临床研究中均有效。

卡非佐米(Carfilzomib) 用于治疗之前接受至少 2 种药物(包括硼替佐米和免疫调节剂治疗)的多发性骨髓瘤患者。

2012 年 7 月 20 日,卡非佐米被美国 FDA 批准用于临床。该批准是基于单盲、多中心的Ⅱ期临床试验(PX-171-003-A0 和 PX-171-003-A1),结果表明,患者的 ORR 为 16.7%,中位缓解期 DOR 为 7.2 个月。

伊沙佐米(Ixazomib) 是一种口服的、具有高选择性的蛋白酶体抑制剂。

在正常细胞和肿瘤细胞中蛋白酶体负责分解异常和多余的蛋白质,当蛋白酶体此种功能受到干扰后,过多的蛋白质会在细胞内积累,进而可导致细胞的死亡。2015 年,伊沙佐米被中国 NMPA 批准用于治疗多发性骨髓瘤。该适应症是基于 C16010 研究的结果,该研究是一项随机、双盲、安慰剂对照、国际多中心Ⅲ期研究,总纳入 722 例患者。结果表明,与安慰剂治疗组相比,伊沙佐米治疗组中位 PFS 为 35%,伊沙佐米治疗组相比安慰剂组中位 PFS 延长 6 个月,伊沙佐米治疗组和安慰剂组的 ORR 分别为 78.3%和 71.5%。

2. HDAC

HDAC(histone deacetylase,组蛋白去乙酰化酶)是一类蛋白酶。HDAC 抑制剂通过增加细胞内组蛋白的乙酰化程度,提高 p21 等基因的表达水平等途径,抑制肿瘤细胞的增殖与凋亡。

> **帕比司他(Panobinostat)**　用于多发性骨髓瘤疾患的治疗。

2015 年 2 月,美国 FDA 批准帕比司他联合硼替佐米和地塞米松用于既往接受至少 2 种治疗方案失败的多发性骨髓瘤患者。

该适应症是基于一项全球Ⅲ期临床研究(PANORAMA-1)试验结果,与安慰剂相比,帕比司他的中位无进展生存期为 10.6 个月。

3. VEGF

> **来那度胺(Lenalidomide)**　适用于初治及复发难治性多发性骨髓瘤、滤泡细胞淋巴瘤、套细胞淋巴瘤、弥漫性大 B 细胞淋巴瘤患者。

> **泊马度胺(Pomalidomide)**　治疗其他抗癌药治疗后病情进展的多发性骨髓瘤患者。

2013 年美国 FDA 批准泊马度胺应用临床。该适应症是基于一项共纳入 682 名复发难治性多发性骨髓瘤(RRMM)患者的临床试验,结果表明,治疗组的 ORR 为 32.6%,中位 DOR 为 7.4 个月,中位 PFS 和 OS 分别为 4.6 个月和 11.9 个月。

(二) 免疫治疗

CAR-T：BCMA

BCMA(B 细胞成熟抗原)靶向 CAR-T 细胞在多发性骨髓瘤患者治疗中获得明确疗效。

> **西达基奥仑赛(LCAR-B38M/JNJ-4528)** 用于既往接受过治疗的多发性骨髓瘤患者。

2019 年 12 月,美国 FDA 批准西达基奥仑赛应用临床。该批准是基于 CARTITUDE-1 试验,结果表明治疗组的 ORR 为 98%,其中 83% 的患者完全缓解,2 年无进展生存率 61%,2 年总生存率 74%。

> **Idecabtagene viceucel** 用于治疗既往接受≥4 线治疗的复发/难治性多发性骨髓瘤患者。

2021 年 3 月 26 日,美国 FDA 批准 Idecabtagene vicleucel 应用临床。一项相关临床试验表明,在纳入 128 例接受 Idecabtagene viceucel 治疗的患者中,总体反应率为 73%,CR 率为 33%。

(三) 中医药在多发性骨髓瘤靶向、免疫治疗中的作用

1. 中医药在多发性骨髓瘤蛋白酶体抑制剂治疗中的作用

异常结构性的 STAT3 激活可介导致癌和抗凋亡功能,从而导致肿瘤细胞的化疗耐药性。有研究表明中医药能够通过抑制多发性骨髓瘤 U266 细胞中 STAT3 的结构性激活而增强硼替佐米诱导的人多发性骨髓瘤细胞凋亡、增殖和血管生成效应。Lee 等将不同浓度牛蒡子苷和硼替佐米联合应用于 U266 细胞,发现牛蒡子苷和硼替佐米联合治疗可有效抑制 STAT3 的磷酸化。进一步的机制研

究中发现牛蒡子苷和硼替佐米的组合显著降低了 STAT3 控制的致癌基因的表达水平，如 Survivin、Bcl-xL、COX2、IAP-12、Cyclin D1 和 VEGF 蛋白的表达。此外，在 U266 细胞中，牛蒡子苷和硼替佐米联合治疗后，凋亡标志物的裂解 Caspase-3 和 PARP 裂解的表达增加。

Xiang 等选择变构 AKT 抑制剂 MK2206 以增强蟾毒灵在不同多发性骨髓瘤细胞系（NCI-H929，U266，LP-1 和 RPMI8226）中的抗肿瘤作用。数据表明 MK2206 通过细胞增殖的抑制和细胞凋亡的诱导增强了蟾毒灵在多发性骨髓瘤细胞中的细胞毒性。蟾毒灵与 MK2206 的组合减少了 U266 细胞中 IL-6 的分泌，联合治疗在硼替佐米耐药性细胞系（NCI-H929R，U266R）中表现出类似的抗多发性骨髓瘤作用。除了体外细胞系模型之外，在原代多发性骨髓瘤细胞和 BALB-c 和 NOD-SCID 小鼠的多发性骨髓瘤异种移植物中也观察到协同效应。

临床研究方面，王佳等评估了补肾化浊法联合硼替佐米、地塞米松方案（BD 方案）治疗多发性骨髓瘤的临床疗效。60 例多发性骨髓瘤骨痛初治患者被随机分为对照组和治疗组，各 30 例。对照组给予 BD 方案化疗，治疗组在 BD 方案基础上联合补肾化浊法的中药（淫羊藿、补骨脂、党参、茯苓、白术、全蝎、蜈蚣、地龙、三七、甘草）治疗，结果显示补肾化浊法联合 BD 方案治疗多发性骨髓瘤可有效降低 IL-6 水平，有效缓解骨痛，在一定程度上改善患者生活质量。

2. 中医药在多发性骨髓瘤抗血管生成中的作用

血管生成与多发性骨髓瘤的进展有关，抗血管生成治疗可有效抑制肿瘤的生长。汉黄芩素是一种活性单黄酮类化合物，具有显著的抗肿瘤活性。Fu 等通过研究证明了汉黄芩素通过 c-Myc/HIF-1a 信号轴降低多发性骨髓瘤细胞促血管生成因子的表达和分泌，减少 MM 刺激的血管生成和多发性骨髓瘤细胞在体内的增殖，从而减缓了肿瘤的进展。并且该研究还证实了汉黄芩素与硼替佐米或来那度胺(两种最广泛用于多发性骨髓瘤治疗的药物)联合使用时,能协同抑制多发性骨髓瘤刺激的血管生成。

3. 中医药可减轻多发性骨髓瘤靶向治疗的不良反应

多发性骨髓瘤患者药物治疗相关周围神经病变的发生率较高,如硼替佐米治疗相关的周围神经病变的发生率为 25%～75%,沙利度胺治疗相关周围神经病变的发生率为 40%～60%。

山东省寿光市中医医院自拟中药外洗方(丹参、苏木、独活、桂枝、羌活、伸筋草)治疗收治的 78 例硼替佐米引起多发性骨髓瘤相关周围神经病变患者,B 组给予甲钴胺片治疗,A 组在甲钴胺的基础上给予自拟中药外洗方治疗,结果显示 A 组的治疗总有效率(97.44%)高于 B 组(74.36%)($P<0.05$)。

另一项临床研究选取 80 例多发性骨髓瘤患者,随机分为两组,对照组患者给予硼替佐米、地塞米松治疗,观察组患者采用活血逐瘀方联合化疗治疗,观察组患者骨髓抑制、脱发、肝脏功能异常、肾脏功能异常、蛋白尿、周围神经毒性等不良反应发生率均低于对照组($P<0.05$)。

4. 中医药在多发性骨髓瘤免疫治疗中的作用

陈鹏等通过研究证明,补肾活血方能够降低调节性 T 细胞水平,改善多发性骨髓瘤患者的免疫功能。研究者将 44 例患者随机分为实验组与对照组各 22 例,两组均予化疗及支持治疗,实验组同时给予补肾活血方汤药口服。治疗前后检测调节性 T 细胞水平的变化,结果显示实验组治疗后调节性 T 细胞水平较治疗前降低($P<0.01$);两组治疗后比较,实验组调节性 T 细胞水平低于对照组($P<0.01$)。

综上所述,中医药在多发性骨髓瘤的靶向和免疫治疗中具有良好的发展前景。首先,基础和临床研究都证明了中医药联合蛋白酶体抑制剂具有协同抗瘤作用;其次,中医药有较强的抗血管生成作用,与靶向药物联合使用可协同抑制多发性骨髓瘤血管的生成;此外,中医药在靶向治疗中可减轻周围神经痛等常见不良反应。

二十九、骨肉瘤

　　骨肉瘤(osteosarcoma)是儿童及年轻患者最常见的原发性恶性肿瘤,中位发病年龄为 20 岁。65 岁以上的骨肉瘤常继发于 Paget 病(湿疹样癌)。

　　骨肉瘤主要有髓内、表面、骨外三种亚型。髓内高级别骨肉瘤是经典病理类型,约占全部骨肉瘤的 80%。最常见的病变部位为生长活跃的股骨远端、胫骨近端的干骺端。低级别髓内骨肉瘤占全部骨肉瘤不到 2%,发病部位与经典骨肉瘤类似。皮质旁和骨膜骨肉瘤发生于皮质旁或皮质表面。皮质旁骨肉瘤为低度恶性,约占全部骨肉瘤的 5%。最常见的部位为股骨远端后方,肿瘤很少发生转移。24%～43% 的低级别骨旁骨肉瘤可能转变为高级别肉瘤。骨膜骨肉瘤为中度恶性肿瘤,好发于股骨及胫骨。骨表面高级别骨肉瘤十分罕见,占骨表面骨肉瘤的 10%。

　　疼痛及肿胀是骨肉瘤早期最常见的症状。疼痛最初多为间断性,常与生长痛混淆,因而导致确诊较晚。骨肉瘤可通过血行播散,最常见的转移部位为肺。

　　以 Tp53 基因突变为特征的 Li-Fraumeni 综合征患者发生骨肉瘤的风险较高。有视网膜母细胞瘤病史的患者,骨肉瘤是最常见的继发恶性肿瘤,这类患者的特征是视网膜母细胞瘤基因 RB1 突变。骨肉瘤患病风险的增高还与其他一系列遗传倾向综合征相关。骨肉瘤是最常见的放射诱导的骨起源恶性肿瘤。

　　目前骨肉瘤治疗方案主要由术前化疗、手术切除病灶和术后化疗三部分组成。对于骨肉瘤患者,手术(截肢或保肢手术)仍是骨肉瘤治疗的主要方式。

　　多药方案的新辅助化疗和其他辅助治疗措施使骨肉瘤患者预后得到了改善。通过目前的整合治疗,约 23% 的骨肉瘤患者能够治愈,保肢率达 90%～95%。

(一) 分子靶向治疗
mTOR

> **Deforolimus(MK-8669)** 用于软组织及骨肉瘤的治疗。

2007年4月,Deforolimus被美国FDA批准用于临床。一项试验研究表明,接受Deforolimus治疗的212例骨与软组织肉瘤患者,DCR为29%,中位总生存期为40.1周。

(二) 免疫治疗
TILs+PD-1抑制剂

> **TILs疗法+纳武利尤单抗** 用于骨肉瘤疾患的研究性治疗。

2020年,有研究首次报道TILs和PD-1抗体联合治疗骨肉瘤的临床研究,结果显示,接受TILs联合纳武利尤单抗的30名患者,客观缓解率(ORR)为33.3%,中位无进展生存期(mPFS)为5.4个月,中位总生存期(mOS)为15.2个月。

(三) 中医药在骨肉瘤靶向、免疫治疗中的作用

Sun等研究发现毛蕊异黄酮通过PI3K/AKT/mTOR途径诱导ER阳性骨肉瘤细胞系MG-63的细胞凋亡。Chen研究发现小檗碱可以通过抑制PI3K/Akt信号通路的激活来抑制U2OS细胞的增殖并诱导其凋亡。

浦飞飞等通过构建骨肉瘤胫骨原位移植瘤小鼠模型并采用白花蛇舌草总黄酮(FOD)干预,结果发现FOD组小鼠胸腺指数和脾脏指数显著增加,说明FOD能够保护免疫器官并提高机体免疫功能。另外,该研究发现FOD组小鼠T淋巴细胞亚群(CD4+,

CD8＋,CD4＋/CD8＋)比例显著升高,免疫相关因子 IL-2,TNF-α 和 IFN-γ 显著升高,IL-4 和 IL-6 显著降低,这些结果表明 FOD 对骨肉瘤小鼠的免疫功能具有诱导和增强作用。

研究表明,桃红四物汤在机体炎症因子表达及调节免疫等方面有独特功效。邹旨龙等研究发现,口服桃红四物汤加减方后,治疗组骨肉瘤患者外周血中 Th17 与 Treg 细胞表达率有明显降低($P<$ 0.01),且与观察组对比外周血 Th17 与 Treg 细胞表达率均下降明显($P<0.01$)。黄永明通过研究发现加味六味地黄汤可激活骨肉瘤患者 T 淋巴细胞,提高患者的免疫功能。

综上,中医药首先能够靶向 PTEN‐PI3K‐AKT‐TSC1/2‐mTOR 信号通路,从而抑制骨肉瘤细胞的增殖及诱导凋亡。此外,中药成分提取物及复方能够对骨肉瘤的免疫功能产生诱导及增强作用。

三十、软组织肉瘤

软组织肉瘤(soft tissue sarcoma)是指来源于非上皮性骨外组织的恶性肿瘤,但不包括网状内皮系统、神经胶质细胞和各个实质器官的支持组织。软组织肉瘤主要来源于中胚层,部分来源于神经外胚层,主要包括肌肉、脂肪、纤维组织、血管及外周神经。

软组织肉瘤占人类所有恶性肿瘤的 0.72%～1.05%,我国年发病率约为 2.91 人/10 万人,男女发病比例接近 1∶1。软组织肉瘤的发病率与年龄相关,随年龄增长,发病率明显增高。根据年龄校准后的发病率,80 岁时发病率约为 30 岁时的 8 倍。软组织肉瘤最常见的部位是肢体(约占 53%),其次是腹膜后(19%)、躯干(12%)、头颈部(11%)。软组织肉瘤依据组织来源共分 12 大类,根据不同形态和生物学行为,有 50 余种亚型。最常见亚型包括未分化多形性肉瘤(undifferentiated pleomorphic sarcoma, UPS)、脂肪肉瘤(liposarcoma,LPS)、平滑肌肉瘤(leiomyosarcoma,LMS)、滑膜肉瘤(synovial sarcoma,SS)。儿童和青少年最常见的 STS 为横纹肌肉瘤(rhabdomyosarcoma,RMS)。

软组织肉瘤的治疗手段包括手术、放疗、化疗,近年来分子靶向治疗和免疫治疗在软组织肉瘤的治疗中取得了一定的成果。

软组织肉瘤总的 5 年生存率为 60%~80%。影响软组织肉瘤生存预后的主要因素有年龄、肿瘤部位、大小、组织学分级、是否存在转移及转移部位等。影响软组织肉瘤局部复发的因素主要有不充分的外科边界、多次复发、肿瘤体积大、组织学分级高等。AJCC 分期ⅠA 期、ⅠB 期、Ⅱ期、ⅢA 期、ⅢB 期和Ⅴ期的 5 年总生存率分别为 85.3%、83.0%、79.0%、62.4%、50.1%、13.9%。

(一) 分子靶向治疗

1. 多靶点

> **培唑帕尼(Pazopanib)** 用于晚期软组织肉瘤的二线治疗。

2012 年,美国 FDA 批准培唑帕尼用于临床。一项临床研究表明,与安慰剂相比,标准化疗失败的患者在使用培唑帕尼后显著改善患者的无进展生存期(4.6 个月 vs 1.6 个月)。

> **安罗替尼(Anlotinib)** 能延缓软组织肉瘤的进展。

2018 年,ASCO 会议报道了一项关于安罗替尼ⅡB 期临床研究,结果表明,与对照组相比,安罗替尼在软组织肉瘤中能显著延长 PFS(6.27 个月 vs 1.47 个月)。而对于腺泡状软组织肉瘤患者,PFS 延长 15 个月(18.23 个月 vs 3 个月)。

> **瑞戈非尼(Regorafenib)** 用于治疗平滑肌肉瘤的治疗。

一项队列研究中,瑞戈非尼治疗平滑肌肉瘤的无进展生存期为
3.7 个月,安慰剂组为 1.8 个月;治疗滑膜肉瘤的无进展生存期为 5.6
个月,安慰剂为 1.0 个月。

2. mTOR

> **Deforolimus**   用于软组织及骨肉瘤患者的治疗。

2007 年 4 月,美国 FDA 批准 Deforolimus 用于临床。该适应症是
基于一项临床试验的结果,85 例接受 Deforolimus 治疗的肉瘤患者,23
例临床获益。

3. EZH2

EZH2 是一种组蛋白甲基转移酶(HMTs),通过催化组蛋白 H3
赖氨酸 27(H3K27)的甲基化以控制各种基因表达,从而调节细胞的
正常生理功能。

EZH2 组蛋白甲基转移酶,是表观领域备受关注的抗肿瘤靶点,
已有多个抑制剂处于临床研究阶段。上皮样肉瘤患者有一个共同
的特点,就是 90% 以上会伴有 INI1 蛋白缺失,这种蛋白缺失会导致
EZH2 的酶过度活跃,促使癌细胞的恶性增生。

> **他泽司他(Tazemetostat)**   是一种 EZH2 抑制剂,能
> 够重组异常细胞的生长通路,促进癌细胞死亡、分化。

2000 年,美国 FDA 批准他泽司他用于上皮样肉瘤的治疗。该适
应症主要基于一项名为 EZH-202 的国际多中心、单臂、临床 II 期试验
结果,在 62 例初治和复发的患者中,ORR 为 15%,DCR 为 26%,中位
总生存期为 82.4 周。在初次治疗的上皮样肉瘤患者中,ORR 为 25%,
DCR 为 42%。

4. PDGFRα

奥拉单抗（Olaratumab） 用于软组织肉瘤的一线治疗。

一项随机Ⅱ期研究表明，奥拉单抗加阿霉素治疗晚期软组织肉瘤的生存期为 26.5 个月，无疾病进展生存时间为 8.2 个月，ORR 为 18.2%，DCR 为 74.2%。

5. CDK4/6 抑制剂

帕博西尼（Palbociclib） 用于高分化和去分化脂肪肉瘤的一线治疗。

帕博西尼的Ⅰ期临床试验中，两名进展的高分化/去分化脂肪肉瘤患者在服用帕博西尼后分别获得了 2.5 年和大于 5 年的肿瘤稳定期，帕博西尼治疗达到 12 周后无进展生存期的患者占 66%。

（二）免疫治疗

1. PD-1/L1 抑制剂

帕博利珠单抗（Pembrolizumab） 用于骨肉瘤等肿瘤的治疗。

一项多中心、双组、单臂、开放标记、Ⅱ期试验（SARC028 试验）评估了帕博利珠单抗用于治疗晚期软组织肉瘤或骨肉瘤患者的安全性和疗效，结果表明 40 例软组织肉瘤患者中，7 例（18%）达到客观缓解。

2. NY-ESO-1

CMB305 可用于滑膜肉瘤的治疗。

在一项Ⅲ期临床试验中，CMB305 作为初始化疗后局部晚期、不可切除或转移性滑膜肉瘤患者的维持性单药治疗,结果表明,患者的中位随访时间为 17.7 个月,中位 OS 为 23.7 个月。

(三) 中医药在软组织肉瘤靶向、免疫治疗中的作用

孔志庆等通过 S180 肉瘤小鼠模型研究发现,苦参素、莪术油、薏苡仁 3 种药物大剂量注射剂实验组的 S180 瘤体内微血管密度均明显低于对照组,免疫组化显示苦参素、莪术油、薏苡仁大剂量组均可抑制 S180 瘤体内 VEGF、bFGF 的表达。郭继龙等研究证明收涩中药椿皮对肿瘤血管生成有一定的抑制作用,可以抑制移植 S180 肉瘤的生长及 MMP-9 的表达。

贺新怀等研究发现千佛菌对荷 S180 肉瘤小鼠巨噬细胞(Mψ)/IL-1/Th1 免疫网络有正向调节作用。研究者将 BALB/c 小鼠随机分为 A(正常对照)、B(模型对照)、C(千佛菌小剂量)、D(千佛菌大剂量)4 组。除 A 组外,其余 3 组皮下接种 S180 肉瘤细胞悬液,制成小鼠荷瘤模型。然后 C、D 组分别用 1∶1(相当于原药材 1 g/mL)、2∶1(相当于原药材 2 g/mL)浓度的千佛菌溶液灌胃 1 mL,A、B 组给予相同剂量的生理盐水。1 次/天,共 14 天。结果显示:荷瘤小鼠模型组与正常组比较,Mψ 吞噬功能、IL-1 含量、Th1 活性均显著降低($P<0.01$),用药组与荷瘤小鼠相比,腹腔 Mψ 吞噬功能、IL-1 含量、Th1 活性均增高,其中大剂量用药组显著升高($P<0.01$)。

朱小东等根据临床用药经验自拟经验方:扶正抗癌胶囊,其主要由黄芪、太子参、山茱萸、白术、当归、仙灵脾、补骨脂、枸杞子、首乌、女贞子、桑椹子、茯苓等扶正药物为主组成。通过研究扶正抗癌胶囊对荷 S180 肉瘤小鼠免疫功能的影响,得出扶正抗癌胶囊能增加荷瘤小鼠免疫器官如胸腺、脾脏重量,提高荷瘤小鼠免疫功能。

中医药在软组织肉瘤的靶向、免疫治疗中的作用研究仍处于初期阶段,但通过基础研究和临床验案,仍可展现中医药的优势所在。

首先,中药单体或复方可以抑制软组织肉瘤血管的生成;其次,中医药能够正向调节软组织肉瘤的免疫功能。

三十一、黑色素瘤

黑色素瘤(Melanoma)在我国虽然是少见恶性肿瘤,但病死率高,发病率也在逐年增加。我国的黑色素瘤与欧美白种人相比差异较大,两者在发病机制、生物学行为、组织学形态、治疗方法以及预后等方面差异较大。在亚洲人和其他有色人种中,原发于肢端的黑色素瘤约占50%,原发部位多见于足底、足趾、手指末端及甲下等肢端部位,原发于黏膜,如鼻咽、口咽、食道、直肠肛管、阴道、泌尿道等部位的黑色素瘤占20%～30%;但白种人,原发于皮肤的黑色素瘤约占90%,常见于背部、胸腹部和下肢皮肤;原发于肢端、黏膜的黑色素瘤分别只占5%、1%。

黑色素瘤的治疗须重视多学科治疗模式,包括手术、辅助全身治疗、放疗,晚期以内科治疗为主的多策略联合治疗及特殊部位的处理。

大部分早期黑色素瘤通过外科治疗可以治愈。高危期(ⅡB-ⅢA期)及极高危(ⅢB-Ⅳ期)患者,推荐行术后辅助治疗以改善患者生存。黑色素瘤对放疗不敏感,但在某些特定情况下可以采用。

对于不能手术切除的Ⅲ或Ⅳ期黑色素瘤患者,一般建议内科治疗为主的全身治疗。全身治疗选择包括PD-1单抗、OTLA-4单抗、BRAF V600抑制剂、MZK抑制剂和化疗等。

(一)分子靶向治疗

1. BRAF

维莫非尼(**Vemurafenib**)　用于 BRAF V600E 突变的晚期黑色素瘤患者。

2011 年,美国 FDA 批准维莫非尼用于临床。该批准是基于一项Ⅲ期临床研究,共纳入 675 例 BRAF V600E 基因突变的初治晚期黑色素瘤患者,结果显示维莫非尼组的客观缓解率为 48%,中位生存期为13.6 个月,中位无进展生存时间为 6.9 个月。

> **康奈非尼 (Encorafenib)**   是一种激酶抑制剂,可靶向 BRAF V600E 以及野生型 BRAF 和 CRAF。

2018 年 6 月 28 日,美国 FDA 批准康奈非尼与比美替尼联合用于BRAF V600E 或 V600K 突变的不可切除或转移性黑色素瘤患者。

2. MEK

> **曲美替尼 (Trametinib)**   用于伴有 BRAF V600E 或V600K 突变的不可切除或转移性黑色素瘤。

2013 年,美国 FDA 批准曲美替尼临床应用。2014 年又批准了曲美替尼与达拉非尼联合使用,用于治疗 BRAF V600E 或 V600K 突变的不能切除或转移性黑色素瘤的治疗。

> **比美替尼 (Binimetinib)**   用于转移性黑色素瘤的治疗。

2018 年 6 月,美国 FDA 批准比美替尼联合康奈非尼治疗 BRAF V600E 或 V600K 突变的不可切除或转移性黑色素瘤。该适应症是基于一项临床试验的结果,共纳入 577 名 BRAF V600E 或 V600K 阳性的转移性黑色素瘤患者,结果表明比美替尼联合康奈非尼治疗的中位无进展生存期为 14.9 个月,而维莫非尼仅为 7.3 个月。

(二) 免疫治疗
1. CTLA-4

> **伊匹木单抗 (Ipilimumab)**   用于治疗无法切除或转

移的黑色素瘤患者。

2011 年 3 月 28 日,美国 FDA 批准伊匹木单抗临床应用。一项临床研究表明,伊匹木单抗单药治疗晚期黑色素瘤脑转移患者疗效显著,脑转移瘤反应率为 25.5%,脑外病灶反应率为 33.3%,患者中位生存期达 7 个月,对于治疗有效者中位生存期可达 15.3 个月。

替西木单抗(Tremelimumab)　亦为 CTLA-4 单克隆抗体。

2011 年,美国 FDA 批准替西木单抗用于晚期转移性黑色素瘤的治疗。

2. PD-1/L1 抑制剂

帕博利珠单抗(Pembrolizumab)　用于晚期黑色素瘤的治疗。

2014 年 9 月 4 日,美国 FDA 批准帕博利珠单抗临床应用。2019 年 2 月 15 日,美国 FDA 批准帕博利珠单抗用于完全切除后淋巴结受累黑色素瘤患者的辅助治疗。

特瑞普利单抗(Toripalimab)　用于标准治疗失败的局部晚期或转移性黑色素瘤患者的治疗。

2018 年 12 月 17 日,中国 NMPA 批准特瑞普利单抗临床应用。一项临床试验结果显示,在既往接受国内标准治疗失败的不可切除或转移性黑色素瘤患者中,使用特瑞普利单抗治疗,客观缓解率(ORR)为 17.3%,DCR 为 57.5%,1 年生存率为 69.3%。

> **纳武利尤单抗（Nivolumab）**　用于晚期黑色素瘤的
> 治疗。

2014 年 12 月 22 日,美国 FDA 批准纳武利尤单抗用于黑色素瘤
的治疗。

3. 双免治疗

> **纳武利尤单抗＋伊匹木单抗**　用于黑色素瘤的
> 治疗。

纳武利尤单抗＋伊匹木单抗的联合用药已获美国 FDA 批准临床
应用。一项临床试验(RELATIVITY-047 试验)结果表明,联合疗法治
疗的中位无进展生存期为 10.12 个月,12 个月无进展生存率为
47.7%;仅接受纳武利尤单抗治疗患者的中位无进展生存期为 4.63
个月,12 个月无进展生存率为 36.0%。

（三）中医药在恶性黑色素瘤靶向、免疫治疗中的作用

1. 中医药在恶性黑色素瘤 BRAF 抑制剂治疗中的作用

苦参碱是中药苦参中的主要活性成分。Jin 等评估了苦参碱在
BRAF 基因突变的黑色素瘤细胞中的抗肿瘤作用,并研究了其分子
机制。实验证明苦参碱以剂量依赖的方式将细胞周期阻滞在 G0/
G1 期,并诱导 M21 细胞凋亡。分子机制显示苦参碱上调 M21 细胞
中 p21 的 mRNA 水平和蛋白表达,下调 Cyclin D 的表达,从而促进
细胞周期的 G0/G1 期。此外,苦参碱还可诱导 Caspase-3 的激活以
及参与细胞凋亡的线粒体 Bcl2 和 Bax 的调节。苦参碱还可协同增
强 PI3K 抑制剂的抗黑色素瘤作用。李丽莎等研究发现中药吴茱萸
碱能有效逆转黑色素瘤 A375/R 细胞耐药,并且诱导细胞凋亡,抑制
细胞增殖。

2. 中医药在恶性黑色素瘤抗血管生成治疗中的作用

Song 等体外研究证实作为活血化瘀中药川芎的主要有效活性成分川芎嗪(TMP)能显著抑制黑色素瘤细胞的迁移,抑制人脐静脉内皮细胞 HUVEC 血管形成,TMP 作用机制是抑制黑色素瘤血管生成因子 VEGF 的表达。

辛颖等研究证实人参皂苷 Rg3 通过下调肿瘤细胞 VEGF 的表达以抑制 VEGF 的分泌来限制肿瘤血管生成,阻止 B16 黑色素瘤的生长和转移。

李东升研究证实白黎芦醇通过明显下调血管新生因子 VEGF 和 COX-2 在恶性黑色素瘤细胞 A375 中的表达起到抑制恶性黑色素瘤血管新生的作用。

周昕欣等将四君子汤加减方的含药血清作用于 B16 恶性黑色素瘤细胞,显著抑制了 B16 恶性黑色素瘤细胞 MMP-2 和 MMP-9 的蛋白表达,抑制 B16 恶性黑色素瘤细胞肿瘤转移。

Liu 等研究表明雷公藤内酯醇可能通过抑制调节性 T 细胞和某些细胞因子如 IL-10 和转化生长因子以及血管内皮生长因子的产生来抑制肿瘤的生长。

3. 中医药在恶性黑色素瘤免疫治疗中的作用

王洁茹等在以黑色素瘤小鼠为模型的实验中证实一定剂量黄芪多糖对免疫共刺激分子 PD-1 及其配体 PD-L1、PD-L2 的表达具有抑制作用,并推测黄芪多糖通过对 PD-1/PD-Ls 通路进行负向调节,解除了该通路对 T 淋巴细胞增殖活化的抑制,促进 T 淋巴细胞介导的抗肿瘤免疫反应。

Liu 等进行了体外和体内实验,证明天麻素(GAS)可以作为潜在佐剂来增强黑色素瘤疫苗的免疫原性。体外实验结果表明,GAS 能上调细胞凋亡表面标记物 CD80、CD86 和 MHCI 在 RAW264 中的表达。体内实验结果表明,GAS 激活 APC 细胞,其表面标志物和细胞因子的表达增加,GAS 在 72 h 内促进了淋巴细胞增殖,又刺激 CD8＋T 细胞分泌细胞因子,T 细胞杀伤实验表明,GAS＋细胞组显著增加了 CTL 效应。

Du 等人研究证明参芪扶正注射液可能通过重组体内免疫抑制性黑色素瘤微环境,增强肿瘤浸润免疫细胞的细胞毒性。

综上所述,中医药能够在恶性黑色素瘤的靶向与免疫治疗中发挥独特优势。在靶向治疗方面,中医药对 BRAF 突变的恶性黑色素瘤细胞有抑制作用,且能有效逆转恶性黑色素瘤细胞对 BRAF 抑制剂的耐药。此外中医药有较强的抗血管生成作用。在免疫治疗方面,中医药不仅可以增强恶性黑色素瘤的免疫功能,提高 PD-1/PD-L1 的治疗疗效,与 TILs 共用,还能协同抑制肿瘤形成及转移。最后,中医药可以作为潜在佐剂增强黑色素瘤疫苗的免疫原性。

三十二、皮肤癌

皮肤癌是发生于皮肤的恶性肿瘤,是人类最常见的肿瘤,好发于白色人种,罕见于黑种人。皮肤癌绝大多数发生于暴露阳光的皮肤,如头面、耳、颈部、手背、头皮,特别是秃顶的人。四肢、躯干也可发生。皮肤基底细胞癌和鳞癌恶性程度较低,发展缓慢,易于发现,又方便活检,容易作到早期诊断、早期治疗,无论手术、放疗或其他治疗方法,对皮肤癌均有很好的疗效。

（一）分子靶向治疗

Hedegehog

维莫德吉（Vismodegib） 是一种选择性抑制 Hedegehog 信号通路的靶向药物,用于成人基底细胞癌的治疗。

2012 年 1 月,美国 FDA 批准维莫德吉是基于 ERIVANCE BCC 研究的结果,结果显示,该药物能够使 43% 的局部晚期基底细胞癌患者和 30% 的转移性基底细胞癌患者的肿瘤缩小或病灶消失。

> **索尼德吉(Sonidegib)** 适用于治疗术后或放疗后复发的,或者不适合接受手术或放疗的局部晚期基底细胞瘤患者。

(二) 免疫治疗

PD-1/L1 抑制剂

> **西米普利单抗(Cemiplimab)** 用于晚期皮肤鳞状细胞癌的治疗。

2018 年 9 月 28 日,美国 FDA 批准西米普利单抗用于不适合根治性手术或根治性放疗的转移性或局部晚期皮肤鳞状细胞癌患者的治疗。

2021 年 02 月,美国 FDA 拓展了西米普利单抗适应症,适用于先前已用 Hedgehog 蛋白通路抑制剂(HHI)治疗或不适合 HHI 的晚期基底细胞癌患者。

> **科西贝利单抗(Cosibelimab)** 可有效延缓皮肤鳞状细胞癌的进展。

一项临床试验(NCT03212404)结果表明,科西贝利单抗治疗皮肤鳞状细胞癌的 ORR 为 50%。

> **帕博利珠单抗(Pembrolizumab)** 用于皮肤鳞状细胞癌的治疗。

2020 年 6 月 24 日,美国 FDA 批准帕博利珠单抗是基于一项 Ⅱ 期临床试验的结果，该研究表明，接受免疫治疗的患者中有 34% 的患者肿瘤完全或部分缩小。

（三）中医在皮肤癌靶向治疗中的作用

芥子碱硫氢酸盐是广泛存在于十字花科植物中的药用成分，具有抗氧化、降压、抗激素代谢、抗衰老以及抗肿瘤等作用。苏羽妽等用芥子碱硫氢酸盐与紫杉醇处理皮肤成纤维细胞，比较两者细胞毒性，发现同浓度的芥子碱硫氢酸盐毒性比紫杉醇小；芥子碱硫氢酸盐抑制 A431 和 Colo-16 细胞增殖、克隆、迁移和侵袭；芥子碱硫氢酸盐可与 AKT 稳定结合；芥子碱硫氢酸盐减少 A431 和 Colo-16 细胞中 p-AKT（S473）、β-catenin、N-cadherin、Vimentin 和 PCNA 的表达以及增加 E-cadherin 的表达；SC79 可减轻芥子碱硫氢酸盐的抑制作用。因此，芥子碱硫氰酸盐能通过 AKT/β-catenin 通路抑制皮肤鳞癌 A431 和 Colo-16 细胞的恶性生物学行为。

雷公藤内酯醇是雷公藤中的主要有效成分之一，近年来大量研究发现雷公藤内酯醇可以引起肿瘤细胞凋亡、抑制其生长，小剂量雷公藤内酯醇即可抑制多种肿瘤细胞的生长。张桂英等以体外培养的人皮肤鳞癌 A431 细胞株为研究对象，MTT 比色法测定不同浓度雷公藤内酯醇对 A431 细胞株增殖活性的影响，光镜观察细胞形态学变化，流式细胞仪检测雷公藤内酯醇作用于 A431 细胞株后细胞周期的分布以及凋亡峰的出现，RT-PCR 法检测雷公藤内酯醇对 A431 细胞株 COX-2 和 survivin mRNA 表达水平的影响。发现雷公藤内酯醇通过诱导 A431 细胞凋亡、抑制 A431 细胞 COX-2 和 survivin mRNA 表达发挥抗皮肤肿瘤的作用。

综上所述，中药基础研究表明中医药在皮肤癌靶向治疗中具有独特的优势，然而相关临床研究尚缺、证据尚不充分，有待进一步探索。

三十三、默克尔细胞癌

默克尔细胞(Merkel's cell)于 1875 年第一次被 F. S Merkel 描述,分布于全身表皮基底细胞之间的一种短指状突起的细胞,常位于皮肤附件和触觉感受器丰富的部位如指尖、鼻尖、口腔黏膜、掌跖、指趾、口唇及生殖器、毛囊等部位,与角质形成细胞之间有桥粒相连,通常被认为是一种触觉细胞,并具有神经内分泌功能。

默克尔细胞癌是原发于皮肤的一种高度恶性肿瘤,多数认为由表皮 Markel 细胞发生,具有较高的侵袭潜能,可侵犯真皮网状层,偶尔扩展到真皮乳头区和皮下组织,常侵犯血管和淋巴管,早期即可发生局部及区域淋巴结转移,随着病情发展出现远处转移。虽然其他部位也可发生,但最常发生于头、面、颈等暴露部位,手术切除后有很高的局部复发率(25%～60%)。20%的病人发病初期即出现淋巴结转移,50%在发病过程中出现淋巴结转移。转移部位有皮肤、淋巴结、肺、肝和脑等。

默克尔细胞癌的治疗主要为显微外科彻底切除,辅以化疗、免疫治疗及放疗,但是默克尔细胞癌的治疗效果较差,病程较为迅速,一般很快会发生转移,术后易复发,大部分预后较差。

(一) 免疫治疗
PD-1/L1 抑制剂

> **阿维鲁单抗(Avelumab)**　　用于转移性默克尔细胞癌的治疗。

2017 年 3 月,美国 FDA 批准阿维鲁单抗是基于一项临床试验,共纳入 88 例默克尔细胞癌患者,结果表明,接受阿维鲁单抗治疗的客观缓解率为 33%。

> **帕博利珠单抗（Pembrolizumab）**　用于转移性默克尔细胞癌的治疗。

2018 年 12 月 19 日,美国 FDA 批准帕博利珠单抗用于治疗复发的局部晚期或转移性默克尔细胞癌的治疗。此次获批是基于Ⅱ期临床试验 CITN-09/KEYNOTE-017,这项多中心、非随机、开放标签的试验纳入了 50 例复发的局部晚期或转移性 MCC 患者,结果表明,帕博利珠单抗组的 ORR 为 56%,中位 PFS 为 16.8 个月。

> **纳武利尤单抗（Nivolumab）**　可使部分默克尔细胞癌患者达到缓解。

在一项 CheckMate 358 Ⅰ/Ⅱ期试验中,发现约一半的可切除默克尔细胞癌患者,在接受纳武利尤单抗治疗后达到病理完全缓解,中位随访 20.3 个月,结果显示 12 个月和 24 个月的无复发生存率分别为 77.5% 和 68.5%。

参 考 文 献

［1］ Fesnak A D, June C H, Levine B L. Engineered T cells: The promise and challenges of cancer immunotherapy[J]. Nature Reviews Cancer, 2016, 16 (9): 566-581.

［2］ Rapoport A P, Stadtmauer E A, Binder-Scholl G K, et al. NY-ESO-1-specific TCR - engineered T cells mediate sustained antigen-specific antitumor effects in myeloma [J]. Nature Medicine, 2015, 21（8）: 914-921.

［3］ Robbins P F, Morgan R A. Tumor regression in patients with static synovial cell sarcoma and melanoma using genetically engineered lymphocytes reactive with NY-ESO-1[J]. J Clin Oncol, 2011,29(7):917-924.

［4］ Ooki A, Shinozaki E, Yamaguchi K. Immunotherapy in colorectal cancer: Current and future strategies[J]. Journal of the Anus, Rectum and Colon, 2021, 5(1): 11-24.

［5］ Zacharakis N, Chinnasamy H, Black M, et al. Immune recognition of somatic mutations leading to complete durable regression in metastatic breast cancer[J]. Nature Medicine, 2018, 24(6): 724-730.

［6］ Natural killer cells for cancer immunotherapy: A new CAR is catching up [J]. EBioMedicine, 2019, 39: 1-2.

［7］ Ye, Li. Human iPSC-derived natural killer cells engineered with chimeric antigen receptors enhance anti-tumor activity[J]. Cell Stem Cell, 2018, 23 (2): 181-192.

［8］ Bomze D, Hasan Ali O, Bate A, et al. Association between immune-related adverse events during anti-PD-1 therapy and tumor mutational burden[J].

JAMA Oncology，2019，5(11)：1633-1635.

[9] Friedrich M J. Immunotherapy 2.0：Improving the response to checkpoint inhibitors[J]. JAMA，2019，321(2)：131-133.

[10] 李忠,白桦,张雅月.中医归经与肿瘤靶向给药[J].北京中医药大学学报(中医临床版),2008,15(6):27-29.

[11] 肖震宇,何少忠,彭卫卫.中药靶向治疗肿瘤的基础与临床研究进展[J].中国药房,2011,22(23):2204-2206.

[12] 郑琪,郑怀林,南克俊,等.略论分子靶向治疗与中医抗肿瘤理念[J].中医学报,2012,27(2):134-136.

[13] 王璇.中医药在肿瘤免疫治疗中的研究进展[J].光明中医,2022,37(7):1314-1316.

[14] 陈刚,吴嫣然,李婧.免疫治疗时代对恶性肿瘤中西医结合治疗的思考[J].现代中西医结合杂志,2022,31(3):376-380.

[15] 刘克舜,赵传琳,任秦有,等.中医药在肿瘤免疫治疗及相关不良反应中应用的研究进展[J].现代肿瘤医学,2021,29(16):2902-2907.

[16] 高铭,王彤,杨春宇,等.基于肿瘤微环境的中医药免疫治疗最新进展[J].中国免疫学杂志,2021,37(4):506-510.

[17] 陈芝强,綦向军,李泽云,等.PD-1/PD-L1介导的肿瘤免疫治疗的系统回顾及中医药联合的研究展望[J].中国肿瘤外科杂志,2021,13(3):305-311.

[18] 张文政,黄星星,陈碧,等.中西医结合防治肿瘤耐药的研究进展[J].科学通报,2020,65(18):1845-1856.

[19] Mu L，Wang T J，Chen Y W，et al. β-Elemene enhances the efficacy of gefitinib on glioblastoma multiforme cells through the inhibition of the EGFR signaling pathway[J]. International Journal of Oncology，2016，49(4)：1427-1436.

[20] Zhao Q L，Kretschmer N，Bauer R，et al. Shikonin and its derivatives inhibit the epidermal growth factor receptor signaling and synergistically kill glioblastoma cells in combination with erlotinib[J]. International

Journal of Cancer，2015，137(6)：1446-1456.

[21] Ge P F，Ji X M，Ding Y C，et al. Celastrol causes apoptosis and cell cycle arrest in rat glioma cells[J]. Neurological Research，2010，32(1)：94-100.

[22] Huang Y，Zhou Y，Fan Y，et al. Celastrol inhibits the growth of human glioma xenografts in nude mice through suppressing VEGFR expression[J]. Cancer Letters，2008，264(1)：101-106.

[23] Boridy S，Le P U，Petrecca K，et al. Celastrol targets proteostasis and acts synergistically with a heat-shock protein 90 inhibitor to kill human glioblastoma cells[J]. Cell Death & Disease，2014，5(5)：e1216.

[24] 陈素红,张丽丹,金泽武,等.扶正消瘤方对脑胶质瘤原位移植模型大鼠的作用及机制研究[J].中草药,2015,46(13):1944-1949.

[25] 单铁英,潘秀兰,董静,等.三种中药多糖对脑胶质瘤大鼠外周血中 CD4＋CD25＋ T 细胞和 TGF－β_1 水平的影响[J].广东医学,2015,36(24):3758-3760.

[26] Zhang L，Yu J S. Triptolide reverses helper T cell inhibition and down-regulates IFN-γ induced PD-L1 expression in glioma cell lines[J]. Journal of Neuro-Oncology，2019，143(3)：429-436.

[27] Zhang W Y，Kang M，Zhang T T，et al. Triptolide combined with radiotherapy for the treatment of nasopharyngeal carcinoma via NF-κB-related mechanism[J]. International Journal of Molecular Sciences，2016，17(12)：2139.

[28] 陈增边.注射用黄芪多糖对鼻咽癌放射治疗患者免疫功能的影响[J].临床医学,2010,30(5):23-24.

[29] Wang S J，Sun B，Cheng Z X，et al. Dihydroartemisinin inhibits angiogenesis in pancreatic cancer by targeting the NF-κB pathway[J]. Cancer Chemotherapy and Pharmacology，2011，68(6)：1421-1430.

[30] 孙荣蔚.双氢青蒿素抑制头颈部肿瘤的药效研究[D].南京:南京中医药大学,2021.

[31] Masuda M，Wakasaki T，Toh S，et al. Chemoprevention of head and neck

cancer by green tea extract: EGCG-the role of EGFR signaling and lipid raft [J]. Journal of Oncology, 2011: 540148.

[32] Khan N, Mukhtar H. Multitargeted therapy of cancer by green tea polyphenols[J]. Cancer Letters, 2008, 269(2): 269-280.

[33] Chang C M, Chang P Y, Tu M G, et al. Epigallocatechin gallate sensitizes CAL-27 human oral squamous cell carcinoma cells to the anti-metastatic effects of gefitinib (Iressa) via synergistic suppression of epidermal growth factor receptor and matrix metalloproteinase-2[J]. Oncology Reports, 2012, 28(5): 1799-1807.

[34] Cao S J, Xia M J, Mao Y W, et al. Combined oridonin with cetuximab treatment shows synergistic anticancer effects on laryngeal squamous cell carcinoma: Involvement of inhibition of EGFR and activation of reactive oxygen species-mediated JNK pathway [J]. International Journal of Oncology, 2016, 49(5): 2075-2087.

[35] 刘晓亮,刘环秋,李季,等.绿茶提取物对口腔鳞癌抗肿瘤效应及作用机制的研究[J].中国中西医结合杂志,2014,34(11):1369-1373.

[36] 李静,陈力,王丹,等.芦荟多糖与大黄素配伍对人舌鳞状癌细胞活力及VEGF 表达的影响[J].中医药通报,2019,18(1):59-62.

[37] Pearson H E, Iida M, Orbuch R A, et al. Overcoming resistance to cetuximab with honokiol, A small-molecule polyphenol [J]. Molecular Cancer Therapeutics, 2018, 17(1): 204-214.

[38] Borrello M G, Ardini E, Locati L D, et al. RET inhibition: Implications in cancer therapy[J]. Expert Opinion on Therapeutic Targets, 2013, 17(4): 403-419.

[39] 宋雪杰.理气化痰活血方和益气养阴清热方调节人乳头状甲状腺癌细胞TPC-1 生长信号转导的研究[D].郑州:河南中医学院,2014.

[40] Park B H, Jung K H, Son M K, et al. Antitumor activity of Pulsatilla koreana extract in anaplastic thyroid cancer via apoptosis and anti-angiogenesis[J]. Molecular Medicine Reports, 2013, 7(1): 26-30.

［41］ Moores S L, Chiu M L, Bushey B S, et al. A novel bispecific antibody targeting EGFR and cMet is effective against EGFR inhibitor-resistant lung tumors[J]. Cancer Research, 2016, 76(13): 3942-3953.

［42］ Suzawa K, Offin M, Schoenfeld A J, et al. Acquired MET exon 14 alteration drives secondary resistance to epidermal growth factor receptor tyrosine kinase inhibitor in EGFR-mutated lung cancer[J]. JCO Precision Oncology, 2019(3): 1-8.

［43］ Wang Y, Li L, Han R, et al. Clinical analysis by next-generation sequencing for NSCLC patients with MET amplification resistant to osimertinib[J]. Lung Cancer, 2018, 118: 105-110.

［44］ Jung H A, Woo S Y, Lee S H, et al. The different central nervous system efficacy among gefitinib, erlotinib and afatinib in patients with epidermal growth factor receptor mutation-positive non-small cell lung cancer[J]. Translational Lung Cancer Research, 2020, 9(5): 1749-1758.

［45］ Patil T, Smilk D E, Bunn P A, et al. The incidence of brain metastases in stage IV ROS1-rearranged non-small cell lung cancer and rate of central nervous system progression on crizotinib[J]. Journal of Thoracic Oncology, 2018, 13(11): 1717-1726.

［46］ Wang Y J, Wu G Y, Li R, et al. Chinese medicine combined with EGFR-TKIs prolongs progression-free survival and overall survival of non-small cell lung cancer (NSCLC) patients harboring EGFR mutations, compared with the use of TKIs alone [J]. Frontiers in Public Health, 2021, 9: 677862.

［47］ Xiong J M. Fucoxanthin extracted from Laminaria Japonica inhibits metastasis and enhances the sensitivity of lung cancer to Gefitinib[J]. Journal of Ethnopharmacology, 2021, 265: 113302.

［48］ Cao F, Gong Y B, Kang X H, et al. Degradation of MCL-1 by bufalin reverses acquired resistance to osimertinib in EGFR-mutant lung cancer[J]. Toxicology and Applied Pharmacology, 2019, 379: 114662.

[49] Kim J H, Ko E S, Kim D, et al. Cancer cell-specific anticancer effects of Coptis chinensis on gefitinib-resistant lung cancer cells are mediated through the suppression of Mcl-1 and Bcl-2[J]. International Journal of Oncology, 2020, 56(6): 1540-1550.

[50] 张誉华, 沈洋, 龙麟, 等. 养肺消疹方治疗肺癌靶向药物相关性皮疹的临床观察[J]. 中华中医药杂志, 2016, 31(1): 100-103.

[51] 刘浩, 侯炜, 王辉, 等. 参一胶囊联合吉非替尼治疗晚期非小细胞肺癌 50 例临床研究[J]. 中医杂志, 2012, 53(11): 933-935.

[52] 李镜, 戎姣, 杨玉平, 等. 艾炷灸足三里治疗脾胃虚弱型非小细胞肺癌靶向药物相关性腹泻的疗效观察[J]. 上海针灸杂志, 2022, 41(3): 238-242.

[53] Wan L Q, Tan Y, Jiang M, et al. The prognostic impact of traditional Chinese medicine monomers on tumor-associated macrophages in non-small cell lung cancer[J]. Chinese Journal of Natural Medicines, 2019, 17(10): 729-737.

[54] Li H L, Huang N, Zhu W K, et al. Modulation the crosstalk between tumor-associated macrophages and non-small cell lung cancer to inhibit tumor migration and invasion by ginsenoside Rh$_2$[J]. BMC Cancer, 2018, 18(1): 579.

[55] 李琴琴, 李梅, 王明, 等. 蒲公英总黄酮对乌拉坦诱导小鼠肺癌肿瘤相关巨噬细胞及肺部微环境的影响[J]. 临床肺科杂志, 2020, 25(8): 1236-1240.

[56] Wang G, Wang L, Zhou J L, et al. The possible role of PD-1 protein in Ganoderma lucidum-mediated immunomodulation and cancer treatment[J]. Integrative Cancer Therapies, 2019, 18: 1534735419880275.

[57] 储晶, 葛信国. 消岩汤联合化疗干预晚期非小细胞肺癌随机平行对照研究[J]. 实用中医内科杂志, 2018, 32(10): 57-60.

[58] 刘畅, 赵晓珍, 王中奇, 等. 肺岩宁方联合抗瘤增效方对中晚期肺腺癌患者化疗后癌因性疲乏、免疫功能及肿瘤标志物影响的临床研究[J]. 上海中医药杂志, 2019, 53(6): 49-53.

[59] 张德付. 温阳散结法为主治疗恶性胸腺瘤[J]. 河南中医学院学报, 2004,

19(4):44-45.

[60] 张怀宝.刘嘉湘教授治疗胸腺瘤经验[J].中医研究,2014,27(5):41-43.

[61] 李想,贾英杰.贾英杰教授治疗胸腺瘤[J].吉林中医药,2014,34(7): 662-664.

[62] 谢泽锋,苏芸,肖大伟.中西医结合配合外科手术治疗胸腺瘤并重症肌无力 25 例[J].中国医药指南,2010,8(28):84-85.

[63] 李华岳,石世华.平消胶囊对重症肌无力合并胸腺瘤的临床疗效观察[J].中华中医药学刊,2010,28(1):220-222.

[64] Ogitani Y, Aida T, Hagihara K, et al. DS-8201a, A novel HER2-targeting ADC with a novel DNA topoisomerase I inhibitor, demonstrates a promising antitumor efficacy with differentiation from T-DM1[J]. Clinical Cancer Research: an Official Journal of the American Association for Cancer Research, 2016, 22(20): 5097-5108.

[65] Krop I, Winer E P. Trastuzumab emtansine: A novel antibody-drug conjugate for HER2-positive breast cancer[J]. Clinical Cancer Research: an Official Journal of the American Association for Cancer Research, 2014, 20 (1): 15-20.

[66] Verma S, Miles D, Gianni L, et al. Trastuzumab emtansine for HER2-positive advanced breast cancer[J]. The New England Journal of Medicine, 2012, 367(19): 1783-1791.

[67] Krop I E, kim S B, Martin A G, et al. Trastuzumab emtansine versus treatment of physician's choice in patients with previously treated HER2-positive metastatic breast cancer (TH3RESA): Final overall survival results from a randomised open-label phase 3 trial[J]. The Lancet Oncology, 2017, 18(6): 743-754.

[68] Thuss-Patience P C, Shah m A, Ohtsu A, et al. Trastuzumab emtansine versus taxane use for previously treated HER2-positive locally advanced or metastatic gastric or gastro-oesophageal junction adenocarcinoma (GATSBY): An international randomised, open-label, adaptive, phase 2/3

study[J]. The Lancet Oncology, 2017, 18(5)：640-653.

[69] 李光伟.乳岩方联合内分泌治疗针对激素受体阳性晚期乳腺癌(肝郁脾虚型)的临床研究[D].济南:山东中医药大学,2020.

[70] 李娟娟,梁丽春.补肾法对芳香化酶抑制剂所致骨丢失的疗效观察[J].山西中医学院学报,2017,18(4):27-29.

[71] 崔玉.中医药防治乳腺癌内分泌治疗相关不良反应的 Meta 分析与用药规律挖掘[D].北京:北京中医药大学,2019.

[72] 眭瑞卿.滋水涵木方干预乳腺癌内分泌治疗类围绝经期综合征的临床疗效观察[D].南京:南京中医药大学,2019.

[73] 陆清,薛晓红.“乳癌术后方”拮抗乳腺癌三苯氧胺治疗耐药的体外实验研究[J].江苏中医药,2018,50(1):79-8.

[74] 王红鲜,林秋生,吉坤美,等.槲皮素对内分泌耐药乳腺癌三苯氧胺治疗增敏作用的体内研究[J].中国普通外科杂志,2017,26(8):993-1000.

[75] 许岩磊,陈曦琰,陈绪,等.三黄煎剂抑制 Aurora 激酶 A 增强乳腺癌 MCF-7 细胞对他莫昔芬治疗敏感性的研究[J].时珍国医国药,2015,26(12):2826-2829.

[76] 陈绪.三黄煎剂抑制 PI_3K/AKT 信号通路调控乳腺癌他莫昔芬耐药机制研究[D].南京:南京中医药大学,2019.

[77] 张利敏.八珍汤加味方联合免疫疗法治疗乳腺癌气血两虚证的临床观察[J].中国中医药现代远程教育,2016,14(17):58-60.

[78] 胡贤达,黄雪,王彪,等.冬虫夏草抗肿瘤及免疫调节作用的研究进展[J].药物评价研究,2015,38(4):448-452.

[79] 商悦,刘旭杰,陈淑珍.表没食子儿茶素没食子酸酯与西妥昔单抗联用体内外抗食管癌细胞 Eca-109 的作用研究[J].中国医药生物技术,2015,10(1):18-24.

[80] Ghanekar A, Ahmed S, Chen K, et al. Endothelial cells do not arise from tumor-initiating cells in human hepatocellular carcinoma[J]. BMC Cancer, 2013, 13：485.

[81] 冯慧,王华,张晓彦,等.华蟾素注射液辅助西妥昔单抗注射液交替化疗对

胸段食管癌淋巴结转移患者的疗效及安全性评估[J].肿瘤药学,2017,7(1):93-98.

[82] 章秀梅,陆绍华,马翔,等.华蟾素注射液联合西妥昔单抗佐治胸段食管癌淋巴结转移临床研究[J].浙江中医杂志,2019,54(9):629-630.

[83] 查颖洁.益气健脾化瘀方联合阿帕替尼治疗晚期胃癌的临床研究[D].南京:南京中医药大学,2019.

[84] 田春艳,彭仁,白婷婷,等.阿帕替尼不同起始剂量治疗晚期胃癌不良反应及疗效观察[J].实用肿瘤杂志,2018,33(1):66-69.

[85] 蔡晶,李孝栋,陈旭征,等.太子参多糖粗提物对小鼠免疫功能的影响[J].福建中医学院学报,2005,15(3):33-35.

[86] 陈丹丹,宋亮,刘丽娟.黄芪多糖对肺气虚小鼠免疫调节作用[J].陕西中医学院学报,2007,30(3):35-37.

[87] 蒋本春,孙威.胃癌中 HIF-1α、bcl-2 和 Bax 的表达及临床意义[J].现代肿瘤医学,2010,18(10):1987-1991.

[88] 刘佳丽.半夏泻心汤对 siRNA 干扰 GIST-882 细胞 Cx43 基因沉默后细胞间通讯的影响[D].北京:北京中医药大学,2017.

[89] 牛倩倩,赵远红.从湿浊热毒辨治伊马替尼所致严重皮损一例[J].环球中医药,2020,13(8):1441-1443.

[90] Chen P, Li X J, Zhang R N, et al. Combinative treatment of β-elemene and cetuximab is sensitive to KRAS mutant colorectal cancer cells by inducing ferroptosis and inhibiting epithelial-mesenchymal transformation [J]. Theranostics, 2020, 10(11): 5107-5119.

[91] Lin J M, Wei L H, Xu W, et al. Effect of Hedyotis diffusa willd extract on tumor angiogenesis[J]. Molecular Medicine Reports, 2011, 4(6): 1283-1288.

[92] Yang J F, Yang G Y, Hou G J, et al. Scutellaria barbata D. Don polysaccharides inhibit the growth of Calu-3 xenograft tumors via suppression of the HER2 pathway and angiogenesis[J]. Oncology Letters, 2015, 9(6): 2721-2725.

［93］Li J N，Xie F，Wang Y. Synergistic effects of bevacizumab in combination with β-elemene on subcutaneous xenografts derived from HCT-116 human colon cancer cells［J］. Translational Cancer Research，2020，9（2）：1001-1011.

［94］Pan C F，Zhang X，Wang J W，et al. Weichang'an formula inhibits tumor growth in combination with bevacizumab in a murine model of colon cancer-making up for the deficiency of bevacizumab by inhibiting VEGFR-1［J］. Frontiers in Pharmacology，2020，11：512598.

［95］Yue G G，Kwok H F，Lee J K，et al. Combined therapy using bevacizumab and turmeric ethanolic extract（with absorbable curcumin）exhibited beneficial efficacy in colon cancer mice［J］. Pharmacological Research，2016，111：43-57.

［96］Liu N N，Wu C J，Jia R，et al. Traditional Chinese medicine combined with chemotherapy and cetuximab or bevacizumab for metastatic colorectal cancer：A randomized，double-blind，placebo-controlled clinical trial［J］. Frontiers in Pharmacology，2020，11：478.

［97］戎煜明,丘惠娟,林晓平,等.中药内服加金银花外用治疗西妥昔单抗引起的痤疮样皮疹[J].中药材,2017,40(10):2472-2474.

［98］王圆圆,程培育,张青.祛毒软膏治疗西妥昔单抗所致痤疮样皮疹临床观察[J].河北中医,2021,43(3):426-429.

［99］Liu Z，Tian T，Wang B B，et al. Reducing acneiform rash induced by EGFR inhibitors with honeysuckle therapy：A prospective，randomized，controlled study［J］. Frontiers in Pharmacology，2022，13：835166.

［100］Chen Q，Hong Y L，Weng S H，et al. Traditional Chinese medicine pien-tze-Huang inhibits colorectal cancer growth and immune evasion by reducing β-catenin transcriptional activity and PD-L1 expression［J］. Frontiers in Pharmacology，2022，13：828440.

［101］Sun D，Zou Y，Song L，et al. A cyclodextrin-based nanoformulation achieves co-delivery of ginsenoside Rg3 and quercetin for chemoimmunotherapy in colorectal cancer[J]. Acta Pharmaceutica Sinica B, 2022，12(1)：378-393.

[102] Chang H L, Kuo Y H, Wu L H, et al. The extracts of Astragalus membranaceus overcome tumor immune tolerance by inhibition of tumor programmed cell death protein ligand－1 expression[J]. International Journal of Medical Sciences, 2020，17(7)：939-945.

[103] Wu X, Yang H, Chen X, et al. Nano-herb medicine and PDT induced synergistic immunotherapy for colon cancer treatment[J]. Biomaterials, 2021，269：120654.

[104] Gu J F, Sun R L, Tang D C, et al. Astragalus mongholicus Bunge-Curcuma aromatica Salisb. suppresses growth and metastasis of colorectal cancer cells by inhibiting M2 macrophage polarization via a Sp1/ZFAS1/miR－153－3p/CCR5 regulatory axis[J]. Cell Biology and Toxicology, 2022，38(4)：679-697.

[105] Sui H, Zhang L, Gu K J, et al. YYFZBJS ameliorates colorectal cancer progression in Apc$^{Min/+}$ mice by remodeling gut microbiota and inhibiting regulatory T－cell generation[J]. Cell Communication and Signaling：CCS, 2020，18(1)：113.

[106] 余静芳,李泽鹏,周晓玲,等.茯苓四逆汤联合索拉菲尼治疗晚期原发性肝癌的疗效观察[J].中医药学报,2021,49(6):76-80.

[107] Li H, Xu K H, Pian G Z, et al. Artesunate and sorafenib：Combinatorial inhibition of liver cancer cell growth[J]. Oncology Letters, 2019，18(5)：4735-4743.

[108] Lam W, Jiang Z L, Guan F L, et al. PHY906(KD018)，an adjuvant based on a 1800－year－old Chinese medicine，enhanced the anti－tumor activity of Sorafenib by changing the tumor microenvironment[J]. Scientific Reports, 2015，5：9384.

[109] Zang W H, Bian H, Huang X Z, et al. Traditional Chinese medicine (TCM) Astragalus membranaceus and Curcuma wenyujin promote

vascular normalization in tumor – derived endothelial cells of human hepatocellular carcinoma［J］. Anticancer Research，2019，39（6）：2739-2747.

［110］ Li C，Wu X，Zhang H H，et al. A Huaier polysaccharide restrains hepatocellular carcinoma growth and metastasis by suppression angiogenesis ［J］. International Journal of Biological Macromolecules，2015，75：115-120.

［111］ 郭利群，郭利华.康力欣胶囊治疗中晚期恶性肿瘤临床疗效观察［J］.中医临床研究，2015，7（20）：21-23.

［112］ Li H M. Microcirculation of liver cancer，microenvironment of liver regeneration，and the strategy of Chinese medicine［J］. Chinese Journal of Integrative Medicine，2016，22（3）：163-167.

［113］ 魏征，蔡小平，张俊萍.甘草泻心汤治疗索拉非尼化疗后手足皮肤反应［J］.中国老年学杂志，2016，36（5）：1218-1219.

［114］ Fan Y，Li S，Ding X Y，et al. First-in-class immune-modulating small molecule Icaritin in advanced hepatocellular carcinoma：Preliminary results of safety，durable survival and immune biomarkers［J］. BMC Cancer，2019，19（1）：279.

［115］ Lemmon H R，Sham J，Chau L A，et al. High molecular weight polysaccharides are key immunomodulators in North American ginseng extracts：Characterization of the ginseng genetic signature in primary human immune cells［J］. Journal of Ethnopharmacology，2012，142（1）：1-13.

［116］ Xu H，Wei W J，Y M，et al. Efficacy and safety of Chinese patent medicine（Jinlong capsule）in the treatment of advanced hepatocellular carcinoma：A meta-analysis［J］. Bioscience Reports，2020，40（1）：BSR20194019.

［117］ Chakrabarti S，Kamgar M，Mahipal A. Targeted therapies in advanced biliary tract cancer：An evolving paradigm［J］. Cancers，2020，12

(8)：2039.

[118] Valle J W, Angela L, Lipika G, et al. New horizons for precision medicine in biliary tract cancers[J]. Cancer Discovery, 2017, 7(9)：943-962.

[119] Wang Y X, Dong B Z, Xue W J, et al. Anticancer effect of Radix astragali on cholangiocarcinoma in vitro and its mechanism via network pharmacology[J]. Medical Science Monitor：International Medical Journal of Experimental and Clinical Research, 2020, 26：e921162.

[120] 赵素斌,李守霞,赵国栋,等.原发性胆囊癌组织中COX-2的表达及其相关性研究[J].广西医科大学学报,2006,23(2):258-259.

[121] Kangsamaksin T, Chaithongyot S, Wootthichairangsan C, et al. Lupeol and stigmasterol suppress tumor angiogenesis and inhibit cholangiocarcinoma growth in mice via downregulation of tumor necrosis factor-A[J]. PLoS One, 2017, 12(12)：e0189628.

[122] 周军,郑军,肖文波,等.丹参酮ⅡA对人胆管癌HCCC-9810细胞增殖及VEGF表达的影响[J].重庆医科大学学报,2010,35(12):1798-1801.

[123] 范跃祖,陈春球,赵泽明,等.去甲斑蝥素对胆囊癌肿瘤血管生成的作用及机制研究[J].中华医学杂志,2006,86(10):693-699.

[124] Shen M, Wu M Y, Chen L P, et al. Author Correction：Cantharidin represses invasion of pancreatic cancer cells through accelerated degradation of MMP2 mRNA[J]. Scientific Reports, 2021, 11：5063.

[125] 施喆,赵国栋,韩艳珍,等.复方斑蝥胶囊对肝门部胆管癌患者术后胃肠激素水平、Th1/Th2免疫平衡的影响[J].中国医院用药评价与分析,2021,21(11):1327-1330.

[126] Sun M Y, Ye Y, Xiao L, et al. Anticancer effects of ginsenoside Rg3 (review)[J]. International Journal of Molecular Medicine, 2017, 39(3)：507-518.

[127] 黄容容,钱颖,向明.人参皂苷Rh2免疫调节作用研究进展[J].中国免疫学杂志, 2019, 35(23)：2936-2941.

[128] Li X, Chu S F, Lin M Y, et al. Anticancer property of ginsenoside Rh2

from ginseng [J]. European Journal of Medicinal Chemistry, 2020, 203: 112627.

[129] Wang K P, Miao X Y, Kong F H, et al. Integrating network pharmacology and experimental verification to explore the mechanism of effect of Zuojin pills in pancreatic cancer treatment[J]. Drug Design, Development and Therapy, 2021, 15: 3749-3764.

[130] Lee J, Kim J H. Kaempferol inhibits pancreatic cancer cell growth and migration through the blockade of EGFR-related pathway in vitro[J]. PLoS One, 2016, 11(5): e0155264.

[131] Lee J, Han S I, Yun J H, et al. Quercetin 3-O-glucoside suppresses epidermal growth factor-induced migration by inhibiting EGFR signaling in pancreatic cancer cells[J]. Tumor Biology, 2015, 36(12): 9385-9393.

[132] Zhang L, Wang P, Qin Y, et al. RN1, a novel galectin-3 inhibitor, inhibits pancreatic cancer cell growth in vitro and in vivo via blocking galectin-3 associated signaling pathways[J]. Oncogene, 2017, 36(9): 1297-1308.

[133] Li X Y, Tao H, Jin C, et al. Cordycepin inhibits pancreatic cancer cell growth in vitro and in vivo via targeting FGFR2 and blocking ERK signaling[J]. Chinese Journal of Natural Medicines, 2020, 18(5): 345-355.

[134] Zhu J Q, Li B, Ji Y S, et al. β-elemene inhibits the generation of peritoneum effusion in pancreatic cancer via suppression of the HIF1A-VEGFA pathway based on network pharmacology[J]. Oncology Reports, 2019, 42(6): 2561-2571.

[135] Choi H S, Lee K, Kim M K, et al. DSGOST inhibits tumor growth by blocking VEGF/VEGFR2-activated angiogenesis[J]. Oncotarget, 2016, 7 (16): 21775-21785.

[136] 王振东,唐建荣,李大威.清胰化积方对中晚期胰腺癌患者生存期及细胞免疫功能的影响[J].世界中西医结合杂志,2018,13(7):984-988.

[137] 王凤娇,陈联誉,陈震,等.概述清胰化积方抑制胰腺癌发生发展的现代研究机制[J].上海中医药杂志,2017,51(7):95-98.

[138] 魏晓露,杨健,司南,等.华蟾素蟾毒配基类有效组分体内免疫效果分析[J].中国实验方剂学杂志,2016,22(21):87-92.

[139] 郁明明,张如富,陈海玲,等.长效奥曲肽联合健脑补肾药治疗胃肠道神经内分泌肿瘤的疗效分析[J].中国中医药科技,2014,21(6):676-677.

[140] 李梅.中药联合生长抑素类似物治疗晚期带瘤胃肠胰腺神经内分泌肿瘤的临床研究[D].北京:北京中医药大学,2016.

[141] 焦培培,祁志荣,李远良,等.生长抑素类似物配合中药治疗68例晚期胃肠胰神经内分泌肿瘤的疗效观察[J].中日友好医院学报,2022,36(2):92-94.

[142] 严文跃,钱晓萍,刘宝瑞.恶性胸腔积液的治疗进展[J].现代肿瘤医学,2009,17(7):1393-1396.

[143] 姜子瑜,秦叔逵.重组人血管内皮抑素治疗恶性浆膜腔积液的研究进展[J].临床肿瘤学杂志,2010,15(10):937-943.

[144] 夏念信,邱宝安,刘鹏,等.索拉菲尼联合复方苦参注射液治疗恶性腹水临床疗效观察[J].临床军医杂志,2018,46(8):855-857.

[145] 王贵,贾立群,邓博,等.实脾消水乳膏对肝癌H22腹水瘤小鼠免疫调节作用的研究[J].中日友好医院学报,2020,34(1):23-27.

[146] 田大伟,陈业刚,刘鹏,等.姜黄素联合舒尼替尼治疗人786-0肾癌裸鼠移植瘤[J].中国中西医结合外科杂志,2012,18(5):469-472.

[147] 崔洪泉,赵俊峰,李保东,等.复方苦参注射液对转移性肾癌患者免疫功能的影响[J].中医学报,2014,29(12):1710-1711.

[148] Powles T, Park S H, Voog E, et al. Avelumab maintenance therapy for advanced or metastatic urothelial carcinoma[J]. The New England Journal of Medicine, 2020, 383(13): 1218-1230.

[149] Galsky M D, Mortazavi A, Milowsky M I, et al. Randomized double-blind phase II study of maintenance pembrolizumab versus placebo after first-line chemotherapy in patients with metastatic urothelial cancer[J].

Journal of Clinical Oncology：Official Journal of the American Society of Clinical Oncology，2020，38(16)：1797-1806.

［150］Heath E I，Rosenberg J E. The biology and rationale of targeting nectin-4 in urothelial carcinoma［J］. Nature Reviews Urology，2021，18（2）：93-103.

［151］Halford Z，Anderson M K，Clark M D. Enfortumab vedotin-ejfv：A first-in-class anti-nectin-4 antibody-drug conjugate for the management of urothelial carcinoma［J］. The Annals of Pharmacotherapy，2021，55(6)：772-782.

［152］Luo K W，Wei C，Lung W Y，et al. EGCG inhibited bladder cancer SW780 cell proliferation and migration both in vitro and in vivo via down-regulation of NF-κB and MMP-9［J］. The Journal of Nutritional Biochemistry，2017，41：56-64.

［153］Zheng Q Y，Li P P，Jin F S，et al. Ursolic acid induces ER stress response to activate ASK1-JNK signaling and induce apoptosis in human bladder cancer T24 cells［J］. Cellular Signalling，2013，25(1)：206-213.

［154］Ishaq M，Khan M A，Sharma K，et al. Gambogic acid induced oxidative stress dependent caspase activation regulates both apoptosis and autophagy by targeting various key molecules (NF-κB，Beclin-1，p62 and NBR1) in human bladder cancer cells［J］. Biochimica et Biophysica Acta（BBA）—General Subjects，2014，1840(12)：3374-3384.

［155］Gong H，Chen W H，Mi L H，et al. Qici Sanling Decoction suppresses bladder cancer growth by inhibiting the Wnt/B-catenin pathway［J］. Pharmaceutical Biology，2019，57(1)：507-513.

［156］瞿小祥，孔东波，鲁小红，等.苦参碱经 TLR4/NF-κB 通路对膀胱癌小鼠免疫机制的调控作用［J］.东南大学学报(医学版)，2021，40(6)：813-819.

［157］刘奔，郭鹏荣，盛玉文，等.灵芝多糖对 T24 荷瘤裸鼠化疗效果及其免疫逃逸的影响［J］.肿瘤防治研究，2015，42(5)：459-465.

［158］邹佩良.重楼皂苷Ⅰ以及联合恩杂鲁胺抑制去势抵抗性前列腺癌细胞生

长的机制研究[D].广州:广州中医药大学,2018.

[159] 王乾,孙宾,李殷南,等.黄芩苷联合阿比特龙治疗晚期前列腺癌临床疗效观察[J].湖北中医药大学学报,2021,23(2):32-34.

[160] 高培廷,宋华.黄芩苷对前列腺癌细胞生物学行为的影响[J].解放军医药杂志,2018,30(3):55-57.

[161] 张豫明,班素芬,余双霞,等.灵芝孢子油抑制前列腺癌 LNCaP 细胞中 AR 激活及转录活性[J].中国医学创新,2015,12(30):1-4.

[162] 王林欢.基于"黜浊培本"理论探讨"健脾利湿化瘀法"联合醋酸阿比特龙治疗转移性去势抵抗性前列腺癌的临床疗效[D].天津:天津中医药大学,2021.

[163] 刘彼得,冯倩倩,顾晓,等.雷公藤内酯醇对前列腺癌 PC-3 细胞中的白细胞介素 8 的表达调节作用[J].实用临床医药杂志,2015,19(7):1-5.

[164] 宋振国,赵鹏程,邵庆平,等.雷公藤内脂醇抑制去势抵抗性前列腺癌 PC3 细胞生长增殖实验研究[J].实用癌症杂志,2018,33(12):1931-1934.

[165] 黄汉陵,李阳.大蒜素调控 VEGF/PI3K/AKt 促进 SKOV3 细胞的凋亡[J].解剖学研究,2019,41(2):115-118.

[166] 张玲.益气养阴通络方联合安罗替尼治疗铂耐药复发性卵巢癌的临床观察[D].合肥:安徽中医药大学,2021.

[167] 李航,杨蝶,刘慧芝.复方丹参滴丸靶向调节 JAK2/STAT3 途径抑制卵巢癌大鼠的机制研究[J].中华中医药学刊,2019,37(9):2269-2271.

[168] 庄莹莹,王海琳,杜瑞亭,等.丹参酮ⅡA 诱导人卵巢癌 SKOV3 细胞凋亡及机制的研究[J].国际妇产科学杂志,2011,38(4):328-331.

[169] 韩凤娟,隋丽华,马荣,等.理冲生髓饮对卵巢上皮性癌患者免疫状态影响的临床研究[J].中医药信息,2003,20(2):37-38.

[170] 齐聪,刘爱武.益气养阴煎合化疗对卵巢癌 T 细胞亚群的影响[J].辽宁中医杂志,1998,25(3):128-129.

[171] 张晶,胡泽成,陈忠东.大黄素抑制小鼠移植宫颈癌生长及其机制[J].细胞与分子免疫学杂志,2015,31(3):350-354.

[172] 朱世杰,贾立群,李佩文.艾迪注射液抑制肿瘤新生血管形成的实验研究[J].中国实验方剂学杂志,2008,14(11):55-57.

[173] Khumkhrong P, Piboonprai K, Chaichompoo W, et al. Crinamine induces apoptosis and inhibits proliferation, migration, and angiogenesis in cervical cancer SiHa cells[J]. Biomolecules, 2019, 9(9): 494.

[174] Shafabakhsh R, Reiter R J, Aschner M, et al. Resveratrol and cervical cancer: A new therapeutic option? [J]. Mini Reviews in Medicinal Chemistry, 2022: MRMC-EPUB-120537.

[175] 黄海霞,张明星,张萌,等.掌叶半夏提取物对宫颈癌荷瘤小鼠脾脏免疫的作用[J].复旦学报(医学版),2016,43(5):534-542.

[176] 胡雅君,龚世雄,李力,等.黄芪对宫颈癌外周血单个核细胞 T-bet/GATA3 表达的影响[J].实用医学杂志,2010,26(23):4419-4421.

[177] 赵蕊,高旭,邵兴月.马齿苋多糖对荷宫颈癌小鼠免疫刺激活性的研究[J].中国免疫学杂志,2014,30(10):1344-1348.

[178] 楼姣英.清毒栓干预宫颈 HR-HPV 感染局部免疫微环境的实验及临床研究[D].北京:北京中医药大学,2011.

[179] 齐曼,芦秋彤,刘少卿,等.白蛋白结合型紫杉醇联合阿帕替尼辅助中药治疗晚期子宫内膜癌疗效观察[J].现代肿瘤医学,2021,29(23):4176-4180.

[180] 谭宏伟,楚光华,胡春艳,等.三七总皂苷对子宫内膜癌 Ishikawa 和 HEC-1A 细胞增殖、侵袭和凋亡的影响[J].中国医药导报,2016,13(14):13-16.

[181] 田艳秋.土槿乙酸对人子宫内膜癌 Ishikawa 细胞凋亡、转移的影响及其机制[D].沈阳:辽宁大学,2016.

[182] 徐军娟,裘雅芬,冯燕.牛蒡子苷元对人Ⅱ型子宫内膜癌细胞增殖抑制的研究[J].中国临床药理学杂志,2016,32(12):1112-1114.

[183] 李元昆,鲁笑钦,胡滨,等.白藜芦醇对子宫内膜癌荷瘤裸鼠的抑瘤作用及对免疫功能的影响[J].广州中医药大学学报,2022,39(3):617-624.

[184] 琪美格,李莉,祁嶙,等.完带汤辨治子宫内膜癌术后患者的临床分析

［J］.中国实验方剂学杂志,2019,25(14):130-135.

［185］Xerri L，Bachy e，Fabiani B，et al. Identification of MUM1 as a prognostic immunohistochemical marker in follicular lymphoma using computerized image analysis［J］. Human Pathology，2014，45（10）：2085-2093.

［186］Miyoshi H，Sato K，Yoshida M，et al. CD5-positive follicular lymphoma characterized by CD25，MUM1，low frequency of t（14；18）and poor prognosis［J］. Pathology International，2014，64(3)：95-103.

［187］Papadouli I，Mueller-Berghaus J，Beuneu C，et al. EMA review of axicabtagene ciloleucel（yescarta）for the treatment of diffuse large B-cell lymphoma［J］. The Oncologist，2020，25(10)：894-902.

［188］陈泽松.香砂六君子汤治疗 B 细胞非霍奇金淋巴瘤的疗效分析及对细胞免疫功能的影响［D］.福州:福建中医药大学,2019.

［189］袁欣蓓,甘欣锦,沈伟,等.扶正化痰解毒方干预恶性淋巴瘤免疫逃逸作用临床观察［J］.山西中医,2020,36(4):25-27.

［190］连粉红.抑瘤消核方联合 R-CHOP 方案治疗弥漫大 B 细胞淋巴瘤的临床研究［D］.兰州:甘肃中医药大学,2019.

［191］盛妍欣.温阳法干预 CD20 单抗联合化疗治疗非霍奇金淋巴瘤患者伴脾阳虚证候的临床观察［D］.济南:山东中医药大学,2020.

［192］朱利峰.参麦联合 RCHOP 方案治疗 CD20 阳性的弥漫大 B 细胞淋巴瘤的临床观察［J］.临床医药实践,2014,23(12):909-911.

［193］陆国权,周晓红,陈红,等.艾迪注射液辅助利妥昔单抗联合 CHOP 化疗方案治疗弥漫性大 B 细胞淋巴瘤［J］.中国实验血液学杂志,2016,24(3):733-737.

［194］刘群英,张博,李海燕,等.消瘰丸治疗淋巴瘤基于 PD-1/PD-L1 信号通路的机制研究［J］.天津中医药,2018,35(5):370-375.

［195］郭奕维,郭秀臣,张静波,等.人参皂苷 Rg3 增强 PD-1 抑制剂对弥漫大 B 细胞淋巴瘤免疫治疗作用的体外研究［J］.中医药学报,2018,46(5):24-29.

［196］代群，葛宇清.桔梗皂苷 D 联合伊马替尼对白血病耐药细胞 K562/R 的抑制增殖和作用机制研究［J］.中国中药杂志，2018，43（2）：385-389.

［197］郑方，孙志强.贞芪扶正颗粒联合达沙替尼治疗 BCR-ABL 阳性白血病的临床观察［J］.中国药房，2016，27（18）：2482-2484.

［198］胡述博.中药复方干预 AML 白血病干细胞 NF-κB 及 FLT3 蛋白表达的研究［D］.济南：山东中医药大学，2009.

［199］张芮铭.老年急性髓系白血病发热患者舌象分析及雄黄对 NB4 白血病细胞线粒体凋亡因子 Bcl-2、Ba_x、Cyt-C、AIF 表达的影响［D］.济南：山东中医药大学，2019.

［200］Chen G Q, Zho J, Shi X G, et al. In vitro studies on cellular and molecular mechanisms of arsenic trioxide （As_2O_3） in the treatment of acute promyelocytic leukemia：As_2O_3 induces NB_4 cell apoptosis with downregulation of bcl-2 expression and modulation of PML-RARα/PML proteins［J］. Blood, 1996, 88（3）：1052-1061.

［201］Chen Y Y, Li J, Hu J D, et al. Emodin enhances ATRA-induced differentiation and induces apoptosis in acute myeloid leukemia cells［J］. International Journal of Oncology, 2014, 45（5）：2076-2084.

［202］朱国华，张琦，戴海萍，等.葛根总黄酮体外诱导 SHI-1 细胞凋亡的分子机制［J］.中国实验血液学杂志，2013，21（6）：1423-1428.

［203］郑维威，吕长坤，张文静.雷公藤甲素诱导急性髓细胞白血病干细胞凋亡及其机制［J］.临床输血与检验，2017，19（6）：540-542.

［204］杨春华，迟永生，沈志鸿，等.复方丹参注射液联合伊马替尼对急性淋巴细胞白血病患者 p 糖蛋白、p53 蛋白水平及心血管功能的影响［J］.中华中医药学刊，2017，35（2）：425-428.

［205］郑秀华.益气养阴法对微小残留白血病患者免疫功能影响的研究［D］.广州：广州中医药大学，2012.

［206］安娜，张古英，刘艳辉，等.槐杞黄颗粒对急性淋巴细胞白血病儿童维持期细胞免疫功能及重症感染的影响［J］.中医药导报，2021，27（4）：58-61.

［207］Thomas D A, Faderl S, Cortes J, et al. Treatment of Philadelphia chromosome-positive acute lymphocytic leukemia with hyper-CVAD and imatinib mesylate[J]. Blood，2004，103(12)：4396-4407.

[208] 吴晶晶,丁亦含,邓之奎,等.高三尖杉酯碱联合伊马替尼对 K562/G01 细胞的作用及机制研究[J].中国实验血液学杂志,2017,25(1):80-84.

[209] 蔡佳,周芳竹,仁青巴松,等.桃儿七联合伊马替尼对慢性粒细胞白血病 K562 细胞增殖的影响[J].中国细胞生物学学报,2019,41 (6)：1093-1099.

[210] 唐劲奋.天然产物小檗胺增强伊马替尼治疗慢性粒细胞白血病的疗效及机制研究[D].杭州:浙江大学,2014.

[211] Wu L X，Wu Y，Chen R J，et al. Curcumin derivative C817 inhibits proliferation of imatinib-resistant chronic myeloid leukemia cells with wild-type or mutant Bcr-Abl in vitro[J]. Acta Pharmacologica Sinica，2014，35(3)：401-409.

[212] 黄燕芬,董改霞,洪行球,等.姜黄素水解物对 K562/A02 细胞多药耐药的逆转作用研究[J].中国中药杂志,2010,35(18):2460-2463.

[213] 师铎轩,马梁明,鹿育晋,等.汉防己甲素联合伊马替尼对 K562/G01 细胞诱导凋亡作用及其相关机制[J].中国实验血液学杂志,2014,22(3)：723-728.

[214] 葛宇清,程汝滨,杨波,等.隐丹参酮对白血病细胞伊马替尼敏感性和 P-糖蛋白表达作用的研究[J].中国中药杂志,2015,40(12):2389-2395.

[215] 林秀梅.甲基莲心碱、红霉素逆转 K562/A02 细胞多药耐药机理的研究[D].长沙:中南大学,2003.

[216] 常晓慧,魏艾红,向阳,等.六味地黄丸改善伊马替尼治疗中药物性水肿的疗效观察[J].微循环学杂志,2010,20(2):61.

[217] 刘欣雨.初治 85 例慢性淋巴细胞白血病病例回顾分析及 As_2S_2 对 MEC-1 细胞调控的影响[D].济南:山东大学,2013.

[218] 丰纪明.中西医结合治疗慢性淋巴细胞白血病临床疗效观察[J].中医临床研究,2015,7(21):117-119.

[219] 张蒋,唐家宏,王海涛.益气养阴补血活血方联合西药治疗慢性淋巴细胞

白血病疗效分析[J].中国疗养医学,2020,29(7):780-782.

[220] 李玲,易雪.益气养阴补血活血法配合西药治疗慢性淋巴细胞白血病疗效观察[J].湖北中医杂志,2018,40(4):12-14.

[221] 李琼谦,张炜华.通积散联合化疗治疗慢性淋巴细胞性白血病的疗效观察[J].中国医药指南,2017,15(14):185-186.

[222] Mateos M V, Cavo M, Blade J, et al. Overall survival with daratumumab, bortezomib, melphalan, and prednisone in newly diagnosed multiple myeloma (ALCYONE): A randomised, open-label, phase 3 trial[J]. The Lancet, 2020, 395(10218): 132-141.

[223] Morandi F, Airoldi I, Marimpietri D, et al. CD38, a receptor with multifunctional activities: From modulatory functions on regulatory cell subsets and extracellular vesicles, to a target for therapeutic strategies[J]. Cells, 2019, 8(12): 1527.

[224] Lee J H, Kim C, Lee J, et al. Arctiin is a pharmacological inhibitor of STAT3 phosphorylation at tyrosine 705 residue and potentiates bortezomib-induced apoptotic and anti-angiogenic effects in human multiple myeloma cells[J]. Phytomedicine, 2019, 55: 282-292.

[225] Xiang R F, Wang Y, Zhang N, et al. MK2206 enhances the cytocidal effects of bufalin in multiple myeloma by inhibiting the AKT/mTOR pathway[J]. Cell Death & Disease, 2017, 8(5): e2776.

[226] 王佳,李晓红,李静,等.补肾化浊法联合硼替佐米联合地塞米松方案治疗多发性骨髓瘤的疗效观察[J].广西医学,2021,43(23):2824-2828.

[227] Fu R, Chen Y, Wang X P, et al. Wogonin inhibits multiple myeloma-stimulated angiogenesis via c－Myc/VHL/HIF－1α signaling axis[J]. Oncotarget, 2016, 7(5): 5715-5727.

[228] 魏学礼,陆曙.交泰调脉方加减治疗多发性骨髓瘤化疗并发症[J].实用中医内科杂志,2019,33(8):49-50.

[229] 陈方,郭建军,杜超,等.自拟中药外洗方治疗硼替佐米引起多发性骨髓瘤周围神经病变的影像学分析及临床疗效研究[J].影像研究与医学应

用,2018,2(4):110-111.

[230] 肖汇颖,胡冬菊,王永敏,等.活血逐瘀方联合化疗治疗多发性骨髓瘤临床疗效及对机体免疫功能的影响[J].中华中医药学刊,2020,38(6):160-164.

[231] 陈鹏,何玉萍,古学奎,等.补肾活血方对多发性骨髓瘤调节性T细胞水平的影响[J].新中医,2012,44(8):71-72.

[232] Anwar M A, El-Baba C, Elnaggar M H, et al. Novel therapeutic strategies for spinal osteosarcomas[J]. Seminars in Cancer Biology, 2020, 64: 83-92.

[233] Sun H T, Yin M F, Qian W Q, et al. Calycosin, a phytoestrogen isoflavone, induces apoptosis of estrogen receptor-positive MG-63 osteosarcoma cells via the phosphatidylinositol 3-kinase (PI3K)/AKT/ mammalian target of rapamycin (mTOR) pathway[J]. Medical Science Monitor: International Medical Journal of Experimental and Clinical Research, 2018, 24: 6178-6186.

[234] Chen Z Z. Berberine induced apoptosis of human osteosarcoma cells by inhibiting phosphoinositide 3 kinase/protein kinase B (PI3K/Akt) signal pathway activation[J]. Iranian Journal of Public Health, 2016, 45(5): 578-585.

[235] 浦飞飞,陈凤霞,邵增务,等.白花蛇舌草总黄酮对骨肉瘤小鼠免疫相关因子的调节作用[J].中国中医骨伤科杂志,2021,29(2):1-4.

[236] 邹旨龙,李鹏飞,段戡,等.桃红四物汤加减方对骨肉瘤患者外周血TH17、Treg细胞表达的影响[J].中医临床研究,2019,11(21):71-73.

[237] 黄永明.扶正固本法对骨肉瘤化疗免疫功能影响的临床及实验研究[D].广州:广州中医药大学,2009.

[238] Lin G, Doyle L A. An update on the application of newly described immunohistochemical markers in soft tissue pathology[J]. Archives of Pathology & Laboratory Medicine, 2015, 139(1): 106-121.

[239] 孔庆志,黄冬生,黄涛,等.3种中药注射剂对小鼠移植性 $S_1 80$ 肉瘤血管

形成抑制作用[J].中国医院药学杂志,2003,23(11):646-648.

[240] 郭继龙,王世军.椿皮抑制 S_{180} 肉瘤血管生成机理的实验研究[J].中国实验方剂学杂志,2008,14(8):48-50.

[241] 贺新怀,吴晓康,席孝贤.千佛菌对荷 S_{180} 肉瘤小鼠 Mφ-IL-1-Th1 免疫调节网络影响的实验研究[J].中医药学刊,2005,23(2):287-288.

[242] 朱小东,王安宇,王绍丰,等.中药扶正抗癌胶囊 2 号对荷瘤小鼠的免疫效应[J].中国肿瘤临床与康复,2003,10(6):517-518.

[243] Jin H, Sun Y, Wang S Y, et al. Matrine activates PTEN to induce growth inhibition and apoptosis in V600EBRAF harboring melanoma cells[J]. International Journal of Molecular Sciences, 2013, 14(8): 16040-16057.

[244] 李丽莎,周鹏,赵爽,等.吴茱萸碱对黑色素瘤细胞的耐药逆转作用[J].中国生物化学与分子生物学报,2020,36(2):225-230.

[245] Song G, Ouyang G L, Bao S D. The activation of Akt/PKB signaling pathway and cell survival[J]. Journal of Cellular and Molecular Medicine, 2005, 9(1): 59-71.

[246] 辛颖,倪劲松,王心蕊,等.20(S)-人参皂苷 Rg3 抗 B16 黑色素瘤转移的作用[J].吉林大学学报(医学版),2004,30(4):540-542.

[247] 李东升.白藜芦醇对恶性黑素瘤抗癌机制的实验研究[D].武汉:华中科技大学,2011.

[248] 周昕欣,王彩霞.加味四君子汤含药血清对 B16 恶性黑色素瘤细胞侵袭和 MMP2、MMP9 表达的影响[J].中药药理与临床,2013,29(1):108-110.

[249] Liu B, Zhang H Q, Li J, et al. Triptolide downregulates Treg cells and the level of IL-10, TGF-β, and VEGF in melanoma-bearing mice[J]. Planta Medica, 2013, 79(15): 1401-1407.

[250] 王洁茹,王金英,张婷婷,等.黄芪多糖调节黑色素瘤小鼠 PD-1/PD-Ls 分子表达的研究[J].上海中医药大学学报,2014,28(5):74-79.

[251] Liu Z, Wang S, Zhang J, et al. Gastrodin, a traditional Chinese medicine monomer compound, can be used as adjuvant to enhance the

immunogenicity of melanoma vaccines ［J］. International Immunopharmacology，2019，74：105699.

［252］ Du J，Cheng B C，Fu X Q，et al. In vitro assays suggest Shenqi Fuzheng Injection has the potential to alter melanoma immune microenvironment ［J］. Journal of Ethnopharmacology，2016，194：15-19.

［253］ Fan W T，Huang Y W，Wang L S，et al. Effect of stimulating the acupoints Feishu（BL 13）and Dazhui（GV 14）on transdermal uptake of sinapine thiocyanate in asthma gel［J］. Journal of Traditional Chinese Medicine ＝ Chung i Tsa Chih Ying Wen Pan，2017，37(4)：503-509.

［254］ 苏羽妯,曾智锐,荣冬芸,等.芥子碱硫氰酸盐对皮肤鳞癌细胞的影响及其机制[J].中国药理学通报,2021,37(6):852-860.

［255］ 王恒邦,许建华,温彩霞,等.雷公藤内酯醇体内外抗肿瘤作用[J].福建医科大学学报,2007,41(4):304-307.

［256］ 张桂英,陈明亮,文海泉,等.雷公藤内酯醇对鳞癌 A431 细胞增殖凋亡及其 COX-2 和 survivin 表达的影响[J].中国现代医学杂志,2010,20(17):2587-2591.

［257］ Nghiem P T，Bhatia S，Lipson E J，et al. PD-1 blockade with pembrolizumab in advanced merkel-cell carcinoma[J]. The New England Journal of Medicine，2016，374(26)：2542-2552.